中成药这样活用

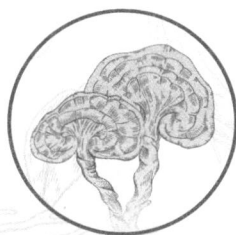

佟彤 著

湖南科学技术出版社 博集天卷
CS-BOOKY
·长沙·

图书在版编目（CIP）数据

中成药这样活用 / 佟彤著 . -- 长沙：湖南科学技术出版社，2025. 9. -- ISBN 978-7-5710-3729-1

I. R286

中国国家版本馆 CIP 数据核字第 20257NW003 号

上架建议：畅销·健康生活

ZHONGCHENGYAO ZHEYANG HUOYONG

中成药这样活用

著　　者：佟　彤
出 版 人：潘晓山
责任编辑：刘　竞
监　　制：邢越超
策划编辑：李彩萍
特约编辑：刘　静
营销支持：周　茜
装帧设计：梁秋晨
内文排版：百朗文化
出　　版：湖南科学技术出版社
　　　　　（湖南省长沙市芙蓉中路 416 号　邮编：410008）
网　　址：www.hnstp.com
印　　刷：三河市中晟雅豪印务有限公司
经　　销：新华书店
开　　本：680 mm × 955 mm　1/16
字　　数：186 千字
印　　张：14.75
版　　次：2025 年 9 月第 1 版
印　　次：2025 年 9 月第 1 次印刷
书　　号：ISBN 978-7-5710-3729-1
定　　价：56.00 元

若有质量问题，请致电质量监督电话：010-59096394
团购电话：010-59320018

第四节 满血复活、心平气静、干净利索也是健康指标

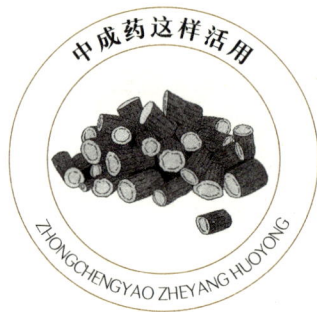

中成药这样活用

ZHONGCHENGYAO ZHEYANG HUOYONG

第

一

章

被你用窄了的
中成药——药店里
也能挖到宝

一、药房里可以买到的"传世名方"

多年前，我出版过一本《药房里买得到的传世名方》，这本书曾经多次加印，后来改版为《了不起的中医养生妙招 2》。这本书至今仍然卖得很好，开药店的朋友甚至给他们的员工人手分发一册。

虽然药店的员工每天都接触中成药，但是他们当中真正了解中成药的并不多。他们一般根据药品说明书为购买者做引导和解释，毋庸置疑，这么做有可能造成前来买药的人和中成药本身的"双向辜负"。

传世名方能沿用至今，显然是经受住了"疗效"方面的考验

前来买药的人会把药店当医院，希望药店的员工能像医生一样帮他们对症选药。然而，选择药物不仅需要有丰富的临床经验，更依赖于对药物的充分了解，中成药更是如此，而且中成药本身既是药品的卖点也是难点。

药店里的很多中成药，都有不能小视的"前生"。它们出自古代名医之手，本身就是一种传世名方，只不过随着时代更迭，被更换成了便于服用的剂型。比如，由汤、丹变成丸、片或者口服液。如果药店的员工能真正了解中成药，就等于买药的人寻到了一位经验丰富的名医为他们开方。药

店里可以买到的传世名方不在少数，比如参苓白术丸，它出自宋代的《太平惠民和剂局方》，六味地黄丸则出自宋代钱乙的《小儿药证直诀》……

这些名方之所以能沿用至今，显然是经受住了"疗效"方面的考验，而且这个疗效，远不止能治愈说明书上所描述的病状。其实，很多名方被后世医家一代代地活用着，其适用范围早就超过了说明书所示。

要会用传世名方，不仅要会看说明书，也要懂中医

最初，创制此方的名医，无论是对中医还是对疾病，认知范围已然到了别人尚未认识的深度和广度。原本这些名方就有着巨大的使用空间，只不过在现今使用"规范化"的名头之下，种种限制时常会影响其药效的发挥。

于是，因为名方的疗效被规定限制了，所以人们只能按照说明书上写的病状"对号入座"。对很多名方来说，这个"号"和"座"，无疑使其应用方式刻板化了，适应证也相应变窄了，这也是我特意将这本书起名为《中成药这样活用》的重要原因。

通过这本书，我想让大家知道：中成药说明书不能不信，也不能全信——如果不信，你就错失了从名医名方中受益的机会；如果全信，就会把名方用窄，把创制名方的大师变成了工匠，使名方不再是名方。只有真的会看说明书，会使用中成药，你才算了解了名方，了解了中医。

其实，很多人之所以觉得中成药不管用，并不是中成药的错，而是使用者的错。至少有一大部分使用者，并没有按照中医理论，而只是遵照包装上的"药品说明书"去用。

更遗憾的是，一些中成药说明书的制订，并没有充分体现中医特色，

甚至去参照西药说明书，用与中医理论体系毫不相同、更不相干的西医理论，去指导中成药的使用。往小了说，这是在辜负古人的智慧，影响后人"啃老"；往大了说，这就是在干涉中医内政，而这，是事关中医发展甚至存亡的。

二、"阿胶保质期五年""十四岁以下　不能吃人参"——这是干涉中医内政

经常有人问："孩子能吃人参吗？"我的回答一般都是："只要是气虚的，无论孩子大人，都可以用人参。"即使是还不会表达的孩子，如果他总是跑一会儿就蹲下来，不愿意再动，也要考虑有气虚的问题，这甚至可能是心肌炎的表现。倘若心肌受损，就会导致气虚，此时，能补气和增强心功能的人参就是必用的药物。

还有人经常疑惑："买了阿胶，但是存放了五年多没吃，按照说明书来看，阿胶已经过了保质期。那么，这样的阿胶还能吃吗？"我会告诉他们："阿胶是越陈越好，因为年头长的阿胶，补血的时候更平和，不会上火。"

西医是治病的，视疾病为敌人；中医是治人的，治病时先要保人

西药是有保质期的，比如血糖试纸，过了保质期就不能正确显示血糖值了。同理，四环素类药物可能引起牙釉质发育不良，激素类药物可能会引起内分泌功能紊乱，氨基糖苷类消炎药容易造成小儿听神经和肾功能损伤，这些药物都是孩子慎用甚至禁用的。

因为西医是治病的，视疾病为敌人，在"杀敌"的过程中难免会对人体造成"剐蹭"。但中医是治人的，治病时先要保人，力求与"外敌"和平共处。在中医这一理论指导下开的中药，对人体的损害就要小得多，很多中药的目的并非"杀敌"，而是保卫人体自身。比如人参补气、阿胶补血都是在补足身体的亏虚，通过"正气存内，邪不可干"来驱邪。无论孩子还是大人，都有体质虚弱、正气需要"外援"的时候。

《仁斋直指方》中记载的用阿胶的经典病例

南宋名医杨士瀛是当时福建的四大名医之一，他的著作《仁斋直指方》是中医经典。这本书中记载了一个孩子发热抽风之后眼睛歪斜的病例。这样的疾病即使放在今天也是难治之病。究其病因，估计是病毒感染伤及动眼神经。然而，杨士瀛只用两味药就治好了这个孩子，这两味药就是人参和阿胶。书中病案的原文是："小儿惊风后，瞳仁不正者，以阿胶倍人参煎服，最良。阿胶育神，人参益气也。"

中医将眼睛歪斜、神志不清乃至失眠，视为"心神浮越"。阿胶通过补血，给心神建造可以安居的"大房子"，当心神归入时心血就会安定下来，失眠甚至眼睛歪斜也就顺势纠正了；人参则是通过补气，增加眼肌的力量，以此矫正眼睛的歪斜。这个中医方子是开给"小儿"的，"小儿"一定是不会超过十四岁的。

中药的使用，要参照自己的理论体系

中医和西医是完全不同的理论体系，中药和西药的使用，分别参照各自的理论体系。就像每个国家都会按照自己的国情制定和执行法规，用西

医理论规定、限制中医，就等于用自己国家的制度和法规，要求和指点其他国家一样，相当于"干涉他国内政"。

中成药说明书的制订者，很可能并不完全懂中医或者并不尊重中医。虽然中医是"国粹"，但是在中国医学界，中医没有话语权，只能按照西医的标准实施，这就导致我们在很多时候，与中医名方擦肩而过，痛失治疗时机。

至于阿胶的保质期，只要没有受潮变质，和陈皮一样，阿胶存放时间越长越好，这是中医久远的使用经验。很多大人的中成药，孩子也是可以减量吃的，比如感冒清热颗粒、人参健脾丸、参苓白术丸等。

孩子和成人的疾病都是气血阴阳失衡所致，只不过体量不同而已，包括中医治疗男性的前列腺炎，也会用到"乌鸡白凤丸"这种妇科常用药。男女都会因气血不足而生病，女性的气血不足可以表现为月经不调，男性的气血不足可以导致前列腺问题，而孩子和成年人的区别，一定小于男女之别吧。

三、中医药为什么很难现代化？

中医至今没能现代化，所以"中医现代化"仍旧是各种会议的口号，也是中医界还在努力达成的目标。而这其实也是中医尚能生存的关键，一旦现代化，中医就不再是中医了，所幸，中医很难现代化。

中医的特点是辨证论治

中医的特点是辨证论治，就是通过观察患者当下的身体情况，并依据此情况进行诊断治疗。每个人的每个当下都是不同的，都是在变化中的，中医的治病也是在变化中进行的。如果说西医治病像4S店里的"拆装组合"的话，那中医治病则类似在"空中加油"，诊治要跟着身体的变化走，因为中医发端于中国哲学，在中国哲学眼中，世界是变化的，是无常的。

孔子在《论语》中说："子在川上曰：'逝者如斯夫！不舍昼夜。'"千万别仅仅把这句话理解为孔子教人珍惜光阴，它更深层的含义其实是：世界不分昼夜地变化，物质世界及我们的观念也都是在不断发展变化的。因此，对世界的认识没有固定答案，禅宗的"不立文字"，就是想破除对固定思想观念的执念。

与此相对的是，西方哲学家也有"人不能两次踏进同一条河流"的认知，同样是因为世界分分秒秒都是变化的，每分每秒的世界都是不同的。既然是变化的、不同的，就无法用标准去规范它。因为标准是不动的，这个不动有悖于中国哲学对世界的认知，自然不可能和中医理论兼容，这也是中医现代化的艰难之处。

中医开方，要究其病机，病机是同一个，药物自然也就用同一个

看过中医的人都知道，同样的疾病，中医开出的方子可能不同。比如，同样是感冒发热，有的可能用散寒的感冒清热颗粒，有的则用清热的双黄连口服液，这是因为虽然都是感冒，但分风寒或者风热。

对于不同的疾病，又可能用同一个方子。比如糖尿病后期时，中医会开六味地黄丸，孩子到十几岁了还尿床，中医也会用六味地黄丸。糖尿病后期使用是因为糖尿病消耗导致"久病及肾"而肾虚，孩子十几岁还尿床则是因为先天发育不足，中医中的"肾"这个根子从一开始就没扎稳。虽然这两个病状表现迥异，但究其根源，病机是同一个，药物自然也就用同一个。

中医需要现代化，但是再现代化也不能背离中国哲学看世界、中医看生命的方式和角度，这才是中医的精髓，才是中医的魂，如果背离了这个初衷，中医就不再是中医了。

要带着中医看世界的方式进入现代疾病的诊治中，才能保持中医精髓的现代化

其实，中医现代化一直在进行中，只不过大家没有意识到，很多中医人也没有达到这个境界。这种境界需要对中医有更深的理解，带着中医看

世界的方式进入现代疾病的诊治中，才是更能保持中医精髓的现代化。

而正确使用名方及名方所制的中成药，就是在践行中医现代化。本书中提到的在新冠病毒感染的治疗药清肺排毒汤中加入五苓散，应该算是中医现代化的一个范例了。

新冠疫情时期，通过对死亡病例进行尸检发现，虽然患者肺内有很多黏性的分泌物，且 X 射线检查呈现"大白肺"，但患者咳嗽、咳痰的表现不是特别明显，甚至是干咳无痰的。为什么会有痰吐不出？中医辨证其为水湿气化不利，身体缺少将痰湿点化为气的阳气，于是便借助五苓散中的桂枝温阳化气，既蒸化肺中积液来化痰，又滋润咽喉气道。

虽然这个中药定位在肺这个局部器官，但是通过中医的微观辨证，"螺蛳壳里做道场，方寸之间做腾挪"，是让中医的辨证论治与时俱进，用老办法来解决新问题。

四、被说明书耽误的中成药

中成药说明书是购买中成药时唯一的依据，但是其中往往存在两个方面的问题：第一个是对说明书的常规理解不充分，第二个则是对说明书的拓展理解不充分。很多中成药之所以被耽误，就是因为存在这两个方面的问题。

对中成药说明书的常规理解

中成药说明书上标着"功能主治"或者"功能与主治"，比如牛黄清火丸，"功能主治"那一项写着"清热、散风、解毒，用于肝胃肺蕴热引起的头晕目眩，口鼻生疮，风火牙痛，咽喉肿痛，疟腮红肿，耳鸣肿痛"。其中的"清热、散风、解毒"就是这个药的"功能"，是给这个药物治疗的疾病定性的，即适合用牛黄清火丸的病，性质一定是热性的，由此对应的病状必须因为内热、上火而起。

如果不看"功能"，只看"主治"，就等于不确定病性而用药，很容易用反。比如牛黄清火丸的"主治"里，有治疗"头晕目眩"一项，但这个症状在肝肾阴虚时也会发生。比如在高血压后期人偏瘦或者是人随着增龄出现的耳石病，需要补肾阴才能改善，如果仅仅按牛黄清火丸的"主治"去吃药，肯定于事无补，甚至加重头晕目眩的症状。

我们常说"字越少，事越大"，关键问题、重大问题的信息传播，往往是言简意赅的。因为它是纲领和指南，而落实纲领和指南时需要具体实操，这时候字就要多一点，详细一点。然而，越详细，条框也越容易多，越容易被限制。因此，要想更深、更广地理解中成药，要先看文字简单的"功能"，而不是盯着文字详细的"主治"不放，更不能简单地和"主治"中的病状对号入座，那就真被说明书耽误了。

选择中成药，不仅要吃透"功能"，还要看"主治"

如果能按照"功能"而不仅是"主治"服药，就已经把中成药用对了一大半。如果还能吃透"功能"，适应证的范围就会更广。比如五苓胶囊的"功能"是"温阳化气，利湿行水"，主治是"用于阳不化气、水湿内停所致的水肿，症见小便不利，水肿腹胀，呕逆泄泻，渴不思饮"。

"温阳化气，利湿行水"就是它的功能，这个功能失衡会导致阳不化气，水湿内停，而水肿腹胀、小便不利、渴不思饮等，只是阳不化气、水湿内停的常规表现。能将这些辨证清楚，说明这个中医是合格的。再往下，想成为名医，就要对"阳不化气，水湿内停"有超越常规的认知。

本书后面写到的用五苓散治疗口渴严重、尿崩症，与说明书上的常规病状是反着的，能抓住相反的病状的相同病机，且能用同一个药治疗完全相反的病状的中医，才是大医。

在中医的历史上，有些名医靠用一味药治病起效而出名，比如擅长用黄芪的陆仲安，人称"陆黄芪"；擅长用石膏的孔伯华，人称"石膏孔"。外行人很奇怪，面对那么多病人，他们所诊断的都是十分复杂的疾病，为什么可以用这一个药通吃？这是因为普通人或者水平不高的医生，只能看到这些疾病完全不同的表层，名医却能看到不同疾病之下的相同之处，从而针对相同的病机使用同一种药物。

中成药说明书上的"功能"一项，就建立在这个深层的相同之处的基础上。有些中成药因为用得很广泛，人们便觉得它能"包治百病"了。最具代表性的就是六味地黄丸，不论是老年人的衰弱、慢性病的后期，还是婴幼儿的先天不足，年龄大了还尿床，都可能用到六味地黄丸。因为这些看似毫不相干的疾病，都属于中医所说的肾虚的范畴，想要纠正它们都必须补肾。所谓"百病"其实是在同一个病理基础上发生的，理解这个病理基础就是中医说的对"病机"深而广的理解，也是将中成药活用，最大限度复原传世名方的基础功力。

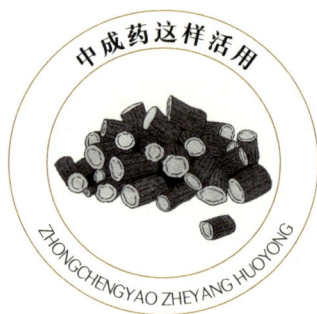

中成药这样活用

ZHONGCHENGYAO ZHEYANG HUOYONG

第

二

章

破解
经典名方的
隐藏用法

第一节 这些"感冒药"，不止能治感冒

1《伤寒论》治疗范围最广的方子

——别把小柴胡颗粒当感冒药

小柴胡颗粒

药物组成 柴胡、姜半夏、黄芩、党参、甘草、生姜、大枣

功 能 解表散热，疏肝和胃

主 治 用于外感病、邪犯少阳引起的寒热往来、胸胁苦满、食欲不振、心烦喜呕、口苦咽干

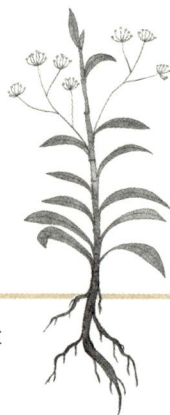

　　小柴胡颗粒是《伤寒论》中小柴胡汤的颗粒剂型，按照说明书所示，很容易被当成感冒药。这就存在两个问题：其一，就算是感冒药，小柴胡颗粒也不是简单的感冒药；其二，在《伤寒论》中，小柴胡汤的"或然证"，也就是兼证特别多，这就意味着小柴胡汤有很大的作用空间，适合的病状涉及呼吸、消化、内分泌、免疫等多个系统，因此如果把小柴胡颗粒仅仅当成感冒药，实在是对张仲景理论的莫大辜负！

为什么小柴胡汤的 "或然证" 特别多？

《伤寒论》中关于小柴胡汤的原文是："伤寒五六日，中风，往来寒热，胸胁苦满、默默不欲饮食，心烦喜呕，或胸中烦而不呕，或渴，或腹中痛，或胁下痞硬，或心下悸、小便不利，或不渴，身有微热，或咳者，与小柴胡汤主之。"

接下来还有一段："若胸中烦而不呕，去半夏、人参，加栝蒌实一枚；若渴者，去半夏，加人参，合前成四两半，栝蒌根四两；若腹中痛者，去黄芩，加芍药三两；若胁下痞鞕，去大枣，加牡蛎四两；若心下悸，小便不利者，去黄芩，加茯苓四两；若不渴，外有微热者，去人参，加桂三两，温复取微汗愈；若咳者，去人参、大枣、生姜，加五味子半升、干姜二两。"

在后面这一段中，张仲景一共提出了七个小柴胡汤加减的适应证，这就是 "或然证"，是可能出现的兼证。之所以如此，是因为小柴胡汤是和解少阳的。

小柴胡汤 ➡ 有和解少阳之功效

少阳包括胆与三焦，其中的胆主升发、疏泄，各个脏腑的功能都仰赖这个升发之气的助推。《黄帝内经·素问》中言"凡十一脏，取决于胆也"，这就意味着，胆可影响各脏腑，少阳病会引出诸多病变，小柴胡汤的适应证也就非常广。

《黄帝内经·素问》中说："太阳为开，阳明为阖，少阳为枢。"少阳是枢纽，少阳病的病位是半表半里，性质是半阴半阳、半虚半实，出则三阳，入则三阴。也就是说，少阳病既可以热化，也可以寒化，少阳病的发展因此变化多端，所以小柴胡汤是中医临床应用最为广泛的一张方剂，外感内伤，男女老幼，只要病机符合少阳枢机不利者，都可以使用。

小柴胡汤 ➡ 并非发汗退热那么简单的感冒药

再具体一点讲，小柴胡汤可以治疗发热性病症。就如说明书所示，尤其适合月经前后发生的感冒发热，以及支气管炎、肺炎、胸膜炎等肺系疾病。因为少阳不仅包括胆，还涉及三焦。

三焦是水液代谢的通道，是"水道"，"水道"的气机不畅，水液代谢障碍，就会内生痰饮，痰饮犯肺就会引发咳嗽、咳痰。经期之所以容易感冒，就是因为这个时候多是肝郁的，肝郁气滞影响了三焦的气机通调。

当三焦这个"水道"不通时，水邪上可凌心气，由此会导致心悸不宁；水邪还可以下侵，由此导致小便不利、水肿。这些问题虽分属西医的心脏和肾脏，但也都适合用小柴胡汤。

综合以上来看，小柴胡汤几乎可以治百病了！其实，这并不是夸张，而是因为这"百病"有着同一个病理基础：少阳失于和解。少阳是枢纽，相当于高铁的"郑州站"，很多南来北往的车都要在郑州交会，如果这个枢纽出问题，受影响的车次就会很多。

虽然针对不同病状使用小柴胡汤时，还需要具体辨证而加减用药，不是一张小柴胡汤原方就能包打天下的，但是这至少给我们一个提示：千万别把小柴胡颗粒仅仅当成感冒药，既然它能有很多兼证，也就意味着，即便治疗感冒，它也不是发汗退热那么简单的感冒药。

小柴胡汤适应证中的"寒热往来，胸胁苦满"，不是字面意思

如果看说明书，小柴胡颗粒可以治疗"寒热往来，胸胁苦满"，这两点也是小柴胡汤治疗的主症，但如果只是按字面意思去理解这两个主症，仍旧会把这个名方用窄。

小柴胡汤 ➡ 主症1：寒热往来

寒热往来不只是病人一会儿发冷一会儿发热，这样的情况还是少的。首先，它强调的是发冷、发热持续时间较长，这个过程中会交替变化。其次，则是强调病人的自我感觉，而不是客观指标：病人一会儿觉得恶风怕冷、肌肤粟起，一会儿又身热出汗、要脱衣服；或者是虽四肢冰冷，但心胸烦热；或者下半身冷，上半身热得出汗。

《伤寒论》所处的东汉时期，没有体温计，所说的寒热不是体温这种客观指标，而是自我感受。有这种感受的人，不仅对温度变化非常敏感，对环境、光线变化也敏感。比如一看人多就头晕，出去旅游只能坐大车，换成小车就要晕车，这是因为小车环境狭小密闭。当然，有这种感

受的人常常还会对花粉、气味等过敏，这些都是"寒热往来"中"往来"的含义。

因此，"寒热往来"更多强调的是症状来来回回地"拉抽屉"，这也就提示小柴胡颗粒适应证的特点之一：疾病呈迁延性，病程慢性化。因为只有病程足够长，才能有起伏变化、反复的可能，这种情况可以见于病毒感染性疾病、神经系统疾病、免疫系统疾病等等。总之，都属于治疗起来相对棘手，不太容易好的病。

"往来"还有一层意思是强调疾病发作的节律性，比如经期感冒，"经前综合征"等，都有明显的月节律。一到月经来潮前就情绪不稳定，乳房发胀，甚至腹泻、头痛、发热，这些会用到逍遥丸、四逆散，它们和小柴胡颗粒的作用原理是一样的，都是和解少阳这个枢纽的。

小柴胡汤 ➡ 主症 2：胸胁苦满

接下来就是"胸胁苦满"。其实，病人很少会说他"胸胁苦满"，而是会告诉你："胸闷胸痛""无法呼吸""心里不舒服""总想深舒一口气"，这些病状都是围绕着头部、肩颈部、胸胁部、躯体的侧面的。南京中医药大学的黄煌教授，将这些部位称为"柴胡带"，这些部位出现的疼痛、不适，甚至肿块，要考虑用小柴胡汤治疗。

除此之外，"胸胁苦满"还指一种精神状态，这是一种抑郁、痛苦、哀怨的状态，与病人的性情、体质有关。黄煌教授还提出了一种"柴胡体质"：体形中等或偏瘦，营养情况良好，但神情比较呆板、淡漠，不会眉飞色舞、表情多变。对外界环境适应性差，对温度、声音等都很敏感，情绪会随之变化，以知识人群为主。

　　这种人容易有肝胆系统的疾病，比如胆石症、肝炎，还容易有循环系统疾病，比如低血压，以及自身免疫性疾病，内分泌系统疾病及抑郁症、神经症，围绕小柴胡汤做加减进行治疗，效果更好，毕竟他们的病状是在"柴胡体质"的基础上发生的。

"默默不欲饮食"的"默默"，原来是这个意思！

《伤寒论》与小柴胡汤有关的原文中有一句"默默不欲饮食"，"默默"就是昏昏然、麻木呆滞的样子，这一句就提示了小柴胡汤可以改善精神状态。

小柴胡汤 ➜ 定位在肝胆

《黄帝内经·素问》中说："胆者，中正之官，决断出焉。"胆具有判断事物、做出决定的功能，和心一样，都与精神情绪有关。心气不足，心火衰弱，就会殃及胆量，人会进入抑郁状态，这个在"安神温胆丸"那一部分会讲到。

反之，胆火旺就会扰动心火，而心主神明，心火旺，神明不清，精神情绪就会出问题，要改善精神情绪问题，就要从胆入手，这就是小柴胡汤治疗"默默不欲饮食"的含义。

小柴胡汤 ➜ 加强版可调"烦、惊""小便不利"和"谵语"

在小柴胡汤的基础上，张仲景还给出了更有针对性的方子，这就是柴胡桂枝龙骨牡蛎汤，与之相关的原义是："伤寒八九日，下之，胸满烦惊，小便不利，谵语，一身尽重，不可转侧者，柴胡加龙骨牡蛎汤主之。"

"烦"包括烦躁，睡眠障碍，情绪不稳定，注意力不集中；"惊"是惊恐不安，做噩梦，或者是一些异常的躯体感受，比如总觉得脐腹部有搏动感。"小便不利"也是躯体症状的一种，总想小便，检查却没什么异常，排除了泌尿系感染；"谵语"就是思维与语言的障碍，说话颠三倒四的；"一身尽重、不可转侧"往往也是一种自我感觉，总觉得身体重，拖不动，但检查多是"未见异常"。

小柴胡汤 ➡ "柴胡体质"多是超敏状态

柴胡桂枝龙骨牡蛎汤涉及的这些病状多是病人的自觉症状，体检时大多没有器质性病变，旁人看着像装病，像无病呻吟，就像前面讲的"柴胡体质"一样，他们是因为神经调节失常而身心处于超敏状态，类似西医中的"神经官能症"。

因此，在小柴胡汤的基础上，加了桂枝、大黄、龙骨、牡蛎。用桂枝是因为它能温通心阳，心和胆关系太密切了；用大黄是为了清胆火，精神情绪的异常是因为胆火扰心了；用龙骨、牡蛎是为了镇静安神，降低亢奋。

柴胡桂枝龙骨牡蛎汤有个对应的中成药，叫宁神灵，可以治疗肝郁、心神不宁引起的头昏头痛，心烦易怒，心悸不宁，胸闷少气，少寐多梦。这些病状不一定是从外感而起的，只要是体检没有明确的疾病，但是有上述各种异常感觉的，都可以试试这个药，特别是有"柴胡体质"特点的人。

小柴胡汤是个"免疫调节剂"

小柴胡汤是中医的"和解剂"，相较于补、泻，它位居中间，既不补也不泻，是调整和维持平衡的，这一点很像西医的"免疫调节剂"。

小柴胡汤 ➡ "免疫抑制剂"与"免疫增强剂"

经历了新冠疫情之后，人们都知道免疫力可以抗御病毒，都想提高免疫力。其实，免疫力并不是越高越好。现在过敏问题高发，比如一些女性罹患的免疫性疾病，如类风湿关节炎、红斑狼疮等，就是免疫力过高，伤害到自身组织的结果。

此时，就要按住过高的免疫力，医生会开激素药物来抗过敏，比如地塞米松之类的，这就是"免疫抑制剂"。"免疫抑制剂"可以让身体里的免疫细胞不过度增殖，就此"放过"自身的组织细胞，让过敏及过亢的免疫反应平息下来，不再同室操戈。

与"免疫抑制剂"相对的，就是"免疫增强剂"。"免疫增强剂"可以帮助身体增强抗肿瘤、抗感染的能力，纠正免疫缺陷，使低下的免疫功能恢复正常，比如胸腺肽、香菇多糖等。它们能使身体有足够强的免疫力去抵御肿瘤细胞及细菌、病毒的侵袭。

小柴胡汤 ➡ 作用点在于调节免疫力

无论是"免疫抑制"还是"免疫增强",都不是目的,而是手段,它们的共同目的是维持免疫平衡,而这就是小柴胡汤的作用点:调节免疫力。

小柴胡汤在病毒性感冒、肝炎、艾滋病的治疗中效果明显,因而很多人觉得小柴胡汤可以抗病毒,其实并非如此。小柴胡汤是通过调节免疫力来抗病毒的。日本研究者早就发现,艾滋病人服用小柴胡汤三个月以后,T淋巴细胞开始增加,药理试验也证明小柴胡汤有提高免疫功能的作用。

"艾滋病"又名"获得性免疫缺陷综合征"。顾名思义,艾滋病毒影响了免疫力,艾滋病人是因为免疫力过低甚至出现缺陷而生病的。小柴胡汤于他们而言就是"免疫增强剂",于病毒性感染者而言亦是如此。

《苏沈良方》记载:"若咳,去人参、大枣、生姜,加五味子半两,干姜半两。元祐二年(1087),时行无少长皆咳,服此皆愈。"书中记载的无论长幼都咳嗽的病状,显然是与新冠病毒感染类似的病毒性传染病,之所以能以小柴胡汤加减治愈,显然不是因为其能抗病毒,而是因为其能扶助正气,起的也是"免疫增强剂"的作用。

小柴胡汤 ➡ 亦有治疗过敏的效果

与此同时,小柴胡汤治疗过敏的效果也很好,过敏的特点就是前面讲的"寒热往来"的"往来",是反复、定时、规律发作的。从机理上讲,过敏是因为免疫功能不稳定、不能正常行使了,这就是中医的"气机不利"。

"气机"是中医特有的概念,"气"相当于身体的功能,"气机"就是身体功能行使的过程，这个过程不顺畅，功能就要出现异常，这就是"气机不利"。"气机不利"表现在免疫系统，就可能是免疫力过高而"滥杀无辜"的过敏。

小柴胡汤可以通过调畅气机，使过亢的免疫功能平稳下来，维持免疫平衡，起到的是"免疫抑制剂"的作用。如果能把小柴胡汤作为"免疫调节剂"来看待，这张千古良方会有更广阔的使用范围。

小柴胡颗粒治感冒，应该什么时候吃？

看下小柴胡汤的组方就可以知道，小柴胡汤里含有人参。在小柴胡颗粒的成分中，人参被替换成党参。

因为人参和党参都是补药，很多人就会有此疑问：感冒时不是不能吃补药吗？这也正是不能把小柴胡颗粒当成普通感冒药的原因之一。

到小柴胡颗粒上场时，邪气已入少阳

感冒时不能吃补药，尤其是熟地、阿胶之类的补阴药，指的是感冒之初，吃补药会影响外邪的透散。因为它们性质滋腻，会"闭门留寇"，不利于驱邪外出。感冒清热颗粒、通宣理肺丸这种解表剂感冒之初最好马上吃，才能及时疏散外邪，这是因为这类药里面不会有补药。

然而，到了小柴胡颗粒能上场时，情况就变了，这个时候邪气已入少阳。邪气之所以能进到少阳这个半表半里的层面，就是因为正气弱了，顶不住了，要用人参、党参来防御。首先，人参、党参不算是滋腻之品，再者，它们能扶助正气，防范外邪进一步入里。

小柴胡汤 ➡ 妙在人参

清朝的伤寒大家徐灵胎在《医学源流论》中就提出："……小柴胡之力，全在人参也。"因为人参还有一个别名：土精。之所以有这个名字，一来因为人参乃吸收土地精华而成；二来，五行中，脾对应着土，人参是入脾经的，有很好的补脾、健脾作用。

少阳的病位是半表半里，如果从少阳再入里，就要入脏了，五脏的第一个便是脾，如果不健脾，外邪很可能克伐脾气。当脾这个"后天之本"失守，病情就会加重。

因此，张仲景在《金匮要略》中说："夫治未病者，见肝之病，知肝传脾，当先实脾。"小柴胡汤中用人参，小柴胡颗粒里用党参，这些都是为了提前健脾，以防外邪继续内侵。由此也就提示了，小柴胡颗粒的使用时间不是感冒之初，而是要在感冒几天之后，因为这时候，邪气才会犯及少阳，至此，人参、党参才有用武之地。

感冒之症也会不断变化，要提前使用小柴胡汤加减化裁

任何事情都会随着时间的变化而变化，疾病也是如此。同样是感冒，现在人的病情变化比《伤寒论》问世时期要快得多。比如，同样是风寒感冒，《伤寒论》问世时期的人可能要等五六天邪气才进到少阳，所以关于小柴胡汤的原文是"伤寒五六日，中风，往来寒热，胸胁苦满……"

然而，现在人的体质、生活和饮食方式与以前大不相同，饮食热量高，运动量少，情绪波动大，这些都使得现在人的体质更为偏颇，就算因着凉而感冒，第二天甚至着凉当天下午就开始因为入里化热而嗓子疼了，即外邪很快就入侵少阳这个层面。

因此，现在很多有经验的中医治疗感冒时，会提前使用小柴胡汤加减化裁，具体到中成药的用法，会请患者将感冒清热颗粒配合小柴胡颗粒一起吃，即在解表的同时和解少阳，这也是一种中医"治未病"的方式。

女性在经期感冒时，要借助小柴胡颗粒直达少阳的作用

很多女性会在月经前或者月经来潮时感冒发热。从西医角度讲，经期人的免疫力低下，病毒、细菌更容易入侵，因此女性在经期时不仅容易感冒，还容易出现口腔溃疡。

从中医角度讲，月经来时，阴血下注胞宫，周身的气血重新分布，卫外的气血变得不足，外邪很容易直中少阳。因此，如果原本就是气血虚的人，经期感冒这个问题更为明显，甚至每次来月经时都会感冒。这个时候，就要借助小柴胡颗粒直达少阳的作用，非此不能改善经期感冒的病状。

还有些人虽然经期不会感冒，但头疼会发作，小柴胡颗粒也是对症的。前文说了，身体上有个"柴胡带"，头、肩颈部、胸胁部、躯体的侧面都在这个范围内，而月经前或者经期时的不适，多是围绕这些部位发生的，比如头疼、乳房胀痛、两胁胀痛，这也是邪入少阳，用小柴胡颗粒解决的证据。

2 "过敏性鼻炎"多因为阳虚

——小青龙颗粒能让身体"阳光普照"

小青龙颗粒

药物组成	麻黄、桂枝、白芍、干姜、细辛、炙甘草、法半夏、五味子
功　能	解表化饮，止咳平喘
主　治	风寒水饮所致的恶寒发热，无汗，喘咳痰稀

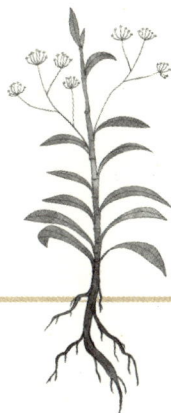

　　小青龙颗粒是《伤寒论》中小青龙汤的颗粒剂。按照说明书所示，小青龙颗粒很容易被认定是专治感冒的药，因为功能上有"解表"二字。

　　然而，此感冒非彼感冒。小青龙颗粒能治的感冒是外有表寒，内有水饮，而符合这个特点的，却不只是感冒。现在高发的过敏性鼻炎，很多就是这个病机，但是因为方子中用了麻黄、细辛、干姜等峻烈之品，所以小青龙颗粒不能久服，好在它的驱邪作用很给力，只要辨证准确，吃一段时间就能收效。

"老慢支""慢阻肺"，着凉引起旧病复发时

《伤寒论》中与小青龙汤有关的原文是："伤寒表不解，心下有水气，干呕发热而咳，或渴，或利，或噎，或小便不利，少腹满，或喘者，小青龙汤主之。"其中的"伤寒表不解，心下有水气"就是小青龙汤之适应证的病机：外有表寒，内有水饮，这也是现在很多"老慢支""慢阻肺"病患，每到冬天常会遇到的问题。

什么样的人适合用小青龙颗粒救急呢？

很多东北人之所以去海南过冬，甚至移居，是因为海南气候温暖，去了就有"保命"之效。首先，这类人大多有慢性肺病的基础，久病的消耗使得他们阳气已虚。其次，冬天东北又干又冷，自然界的阳气也弱，没有阳气的加持，身体更容易被寒邪击中。世间万物都脱不开"天人相应"的规律，外寒引动内饮，旧病就复发了，这个时候用几天小青龙颗粒便可以救急。

那么，什么样的人适合用小青龙颗粒救急呢？毋庸置疑，一定是咳喘同时伴有大量的白色泡沫样痰的人。咳嗽或者不咳嗽但吐白痰的人很多，

有的确实是因为干燥。不过，干燥和水饮内停吐的痰是有区别的。干燥时吐的白色泡沫痰，量很少，即使吐出来，很快就蒸发了。这是因为干燥的痰含水量少。水饮内停而吐的白色泡沫痰，不但量很大，而且吐到痰盂里很快就成了大量的水，这种人面容上也有特点，往往是眼睑浮肿，面容虚胖，甚至面色也是黧黑，黑黄黑黄的。

有"老慢支""慢阻肺""肺心病"的病人很容易有这样的面容，因为黑对应着肾，久病及肾时，面色就会显现黑这种肾的病色。如果着凉，又会出现发热无汗的问题，就急需用小青龙汤来扶助阳气，同时解表。

小青龙颗粒 ➡ 为治水饮为患，加入为身体补阳气的四味药

小青龙汤于《伤寒论》的原文中还有："或渴，或利……或小便不利……"这些也都是水饮为患的结果，水饮会随着气机的升降出入而随处为患。如果停在中焦，脾气不能把水液正常地代谢为津液，津液不足就会口渴；如果水饮浸渍肠道，就会出现大便不成形甚至腹泻；如果水饮下注膀胱，加上阳气虚不能蒸化水液，就会有小便少的问题……

通俗一点讲，这些病状虽然不同，但都是因为阳气虚，身体里的"太阳"不能将"洪水"蒸发为水汽而致，所以小青龙颗粒的方子用到了干姜、细辛、桂枝，为的是给身体补阳气，让身体能"阳光普照"，以此温化水饮。而水饮蒸化时是需要有路径、有渠道的，所以用麻黄来解表，它可以把皮肤腠理打开，让蒸化的水饮从这里透出去。

切记：小青龙颗粒不能久服

因为干姜、细辛、桂枝及麻黄这四味药，辛温燥烈有余，所以又用了

芍药、五味子敛肺，护阴，防止温燥伤血。即便如此，这个方子也不能长期用，只在咳喘急性发作的时候，吃上三五天，待急性发作缓解了，就要停药或者减量了。

那停药或者减量的标准是什么呢？除了咳喘、咳痰、发热减轻，还有一个指标，就是看是否口渴。有的人咳喘、咳痰严重时伴有口渴，那是津液不化、脏腑失润的表现，吃了小青龙颗粒以后，水饮化了，津液能够输布，口渴就会缓解。

还有的人，病情严重时口不渴，这是阳气不能温运水湿的表现，吃了小青龙颗粒以后，寒饮化了，阳气通达，能够温运了，加上辛温之品会消耗津液，这时候就会口渴，这都是病情好转的表现，是可以适当减量、停药的信号。

小青龙颗粒的说明书中特意标注了"不能久服"，是因为很多人把它当成普通的感冒药而对此不重视。结果，长时间服用后就会流鼻血，这是因为辛温燥烈的药物用的时间太长，伤阴动血了。然而，这并不是小青龙颗粒的错，而是使用者的错，至少他们没认真看说明书。

什么药能给小青龙颗粒善后？

适合服用小青龙颗粒的人，多有肺系的慢病缠身。待小青龙颗粒帮他们控制了急性发作的病状后就要停药，接下来医生会嘱咐他们一定要保暖，避免外寒侵袭。这是因为"肺为娇脏"，最怕冷和干燥。

借助桂枝温通心阳

导致咳喘再次发作的不仅是外邪，还有内里的阳气虚。阳气虚导致身体不能蒸化水液，"寒饮内停"于这些人而言已经是常态，要想避免咳喘再次发作，必须改变这个常态。这就需要有桂枝、茯苓成分的方子帮助善后，比如五苓胶囊等中成药。

桂枝是一个可以温通心阳的药物，前人形容桂枝说："桂枝振心阳以退其群阴，如离照当空，则阴霾全消，而天日复明也。"张仲景的桂枝甘草汤中虽只有桂枝和甘草两味药，但能治疗"发汗过多，其叉手自冒心，心下悸，欲得按者"。当病人心慌心悸严重时，总想用手按着心脏使它安稳下来，之所以如此，是因为他们心阳太虚了，本能地渴望得到扶助。

中医所说"心阳"相当于西医的心脏功能。当心脏功能太弱时，为了保证供血，心脏就要"笨鸟多跳"，非此不能代偿。因此，心气、心阳越虚，心跳越快，心律越容易失常。要想改善此状况，一个是补心气，一个是通心阳。补心气是增加心脏的泵血能力，让心脏跳一次是一次，每次泵血都有效，这就是人参要起到的作用；通心阳则是帮助心脏把血运送到全身，给补气的人参做加持，这就是桂枝要起到的作用。

若患有慢性呼吸系统疾病，心脏很难不受殃及。因为心和肺共同构成"血液循环"，所以很多"老慢支""慢阻肺"发展到后来，都会转为"肺心病"甚至"心衰"。

水湿的代谢不能仅仅靠肾脏，还要靠心脏

除了治疗咳喘、咳痰，小青龙汤还能兼治各种水液代谢失常，因为水液代谢失常也是心脏无力推动血液循环的结果：心脏无力，血液循环太慢时，血液中的水就有机会从血管中渗入周边组织，便形成了中医说的"水饮"，水饮可以随气机在全身各处作乱。

要想改变这些状况，必须使血液循环更为通畅，从而减少水液从变慢的血液循环中渗到周边，这就是桂枝通心阳的作用。五苓胶囊能消肿，除了有茯苓、猪苓、泽泻的利水渗湿作用，还有桂枝的通心阳作用，因为水湿的代谢不能仅仅靠肾脏，还要靠心脏。

当一个人血压太低时，小便会很少，甚至因小便少而全身浮肿。这是因为血压降低时，组织器官的供血减少，肾脏的血流量也会相应减少，这就导致肾小球的滤过减少，原尿的产生量减少，水液因此就会停滞在身体里成为致病的水饮。

要排出水饮、寒饮，要利尿消肿，都必须重视强心。桂枝通过温通心

阳给血液循环加压，使肾脏血流充足，水饮得以随小便及时排出，寒饮不再停留体内。就算感受风寒，没有寒饮这个内因配合，旧病也难以复发。因此，要在停用小青龙颗粒后，再吃一两周的五苓胶囊，延续桂枝温通心阳的药效，帮助改善寒饮内停的体质和状态。

参苓白术丸与五苓胶囊的区别

参苓白术丸与五苓胶囊不同，参苓白术丸主要用于健脾利湿，虽然不能帮到心脏，但中医养肺，常常要"培土生金"。

在五行中，脾对应着土，肺对应着金，土为金之母。针对痰饮，肺只是"储痰之器"，脾才是"生痰之源"，通过参苓白术丸健脾利湿，让痰饮、寒饮无从产生，也就消除了慢性肺系疾病因受寒而复发的内在基础。

只要大便不干，参苓白术丸可以作为保健药经常吃，特别是平时大便不成形、一天需解好几次的，更需要参苓白术丸来健脾祛湿。

为什么"过敏性鼻炎"患者越来越多？

曾经有位一线歌星要举办演唱会，差点因为久治不愈的咳嗽而取消。其实，演唱会前，他已经咳嗽到不能完整地演唱完一首歌的程度，但经西医检查后并没发现什么实质性的问题，即使服用药物也收效甚微。

在此关键时刻，他找到中日友好医院中医科的主任张纾难求助。经张主任仔细询问病情后发现，这位歌手每天都要喝冰啤酒，他咳嗽不停正是这个冰啤酒惹的祸。

冰啤酒可以导致寒饮内停而伤肺

啤酒本身是凉性的，冰啤酒寒凉之性更强。从中医角度讲，每天摄入寒凉之物，就是每天都在折伤阳气，肺这个娇脏为寒凉所伤就会引发咳嗽。从西医角度讲，冰的东西会使咽喉毛细血管收缩，对咽喉黏膜的供水产生影响。长此以往，黏膜因为缺水而更容易受损，由此引发咳嗽。

因为这种咳嗽是功能性的，没有炎症发生，所以经西医检查后最多会告知患者属于"气道敏感性增高"。张主任嘱咐这位歌星要戒掉冰啤酒，同时开的药方就是小青龙汤加减方。几天之后，歌星的咳嗽症状明显好转，全少可以完整地唱完一首歌，之后继续调方服用，他的演唱会终于如期举行。

这个病例在"朋友圈"发布之后，很多人在下面点评，其中不乏"酒鬼"，他们的经验是：如果前一天喝的是冰啤酒，第二天要么咳嗽，要么有白痰，但如果喝的是白酒，就全无此类问题。之所以如此，是因为冰啤酒是凉性的，白酒是热性的，冰啤酒会导致寒饮内停而伤肺。

过敏性鼻炎 ➡ 也可由冰饮所致

还有一位年轻人咨询说，他有严重的过敏性鼻炎，发作时会不断打喷嚏、流鼻涕，除了吃抗过敏药，再无其他办法。这个人是典型的虚胖，从外观看不仅有"双下巴"，而且肌肉很疏松。我问他有什么喜好，他回答说特别爱吃冰的，即便是冬天，也必须喝冰饮，不喝就难受。毋庸置疑，他的过敏性鼻炎就是冰饮导致的，现在的过敏性鼻炎之所以特别多，与错误的生活方式和饮食方式有关，其中尤以冷饮为最重。

打喷嚏、流鼻涕是身体的本能。当病毒侵袭时，身体要借此本能将病毒驱离。我们只有在遇寒之后，而不是遇热后会打喷嚏、流鼻涕，因为在所有外邪中，寒凉对阳气的损伤是最严重的，身体对此早有感知，于是就将寒凉与病毒画等号。

一旦受寒，身体就会启动打喷嚏、流鼻涕这些驱离病毒才有的生理本能以自保。而且，阳气越虚的人，耐寒能力越差，对寒凉及外邪的敏感度越高。对别人不会构成刺激的一些过敏原，对阳气虚的人就可以导致其过敏，让他们打喷嚏、流鼻涕。

过敏体质的改善，只能借助中医药振奋阳气

从西医角度讲，过敏是没有特效药的，只能躲开过敏原。然而，就算真的躲开了，如果过敏的体质得不到改善，仍旧是阳虚体质，换到新环境中，还会对新的过敏原过敏。

对于过敏体质的改善，西医也没有什么办法，只能借助中医药去振奋阳气，减轻阳虚导致的内寒。中医之所以总是强调"忌寒凉"，其实就是要通过改变生活方式以改变阳虚体质，避免导致阳虚体质。

只不过这样的医嘱很多人不当回事，于是就有了同这个咨询者一样严重的过敏性鼻炎的发生，到这种程度就要借助小青龙汤去温化寒饮了。即便这个人可能并不咳嗽，只是打喷嚏、流清鼻涕，仍旧是小青龙汤的适应证，因为清鼻涕和前面提到的白色泡沫样痰，都是寒饮导致的。

3 为什么桂枝汤是"万方之首"？

——桂枝颗粒不是感冒药，而是补虚药

桂枝汤

药物组成 桂枝、白芍、甘草、生姜、大枣

功 能 解肌发表，调和营卫

主 治 用于外感风邪所致的头痛发热，鼻塞干呕，
汗出恶风

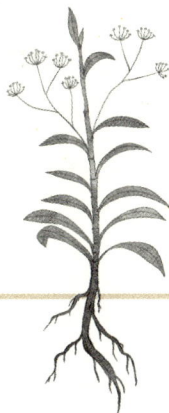

桂枝颗粒是《伤寒论》中桂枝汤的颗粒剂型，从药品说明书到中医方剂分类，桂枝汤都被当成解表剂，也就是治感冒的。如果仅仅如此，桂枝汤就不可能成为"万方之首""伤寒第一方"了。能拥有这样重要的地位，说明它的适应证远超过感冒，之所以被用窄了、被耽误了，是因为人们没充分理解说明书中的"调和营卫"。

为什么桂枝汤是"万方之首"？

《伤寒论》是中医内科的奠基之作，其中的方子至今都是中医临床的依仗。《伤寒论》一共有 113 张方子，桂枝汤是开篇第一方，被称为"伤寒第一方"。但这个"第一"并不是因为它在书中第一个出现，而是因为它体现了《伤寒论》的主旨——扶助阳气。

桂枝汤 ➡ **亦非简单的感冒药，主要用于扶助阳气**

"伤寒"的"寒"，代表了"风、寒、暑、湿、燥、火"六种外邪，以及其他所有对身体有害的致病因素。之所以用"寒"而不是"风"或者"湿"来代表，是因为"寒"对阳气的损伤是所有外邪中最直接的，是熔断性的，即所谓"寒凉直折阳气"。张仲景之所以写《伤寒论》，不仅仅是为了治疗外感疾病，更是强调包括外感在内的所有致病因素对人体阳气的损伤。

《黄帝内经·素问》中说："今夫热病者，皆伤寒之类也。"《伤寒论》的序里面写道："余宗族素多，向余二百。建安纪元以来，犹未十稔，其死亡者，三分有二，伤寒十居其七……"这些都提示，就算是热性病，结果也都是伤阳气的，甚至因伤及阳气而死。包括现在，不管什么性质的疾病，没有几个是因为阳气过盛而死的，几乎都是因为阳气很虚，病邪直中少阴而死。从这个意义上说，《伤寒论》强调的是扶阳，后世的"扶阳派"也正是在"伤寒派"的基础上形成的。

桂枝汤作为"伤寒第一方"，也是中医的"万方之首"，就是因为中医治病养生都重视阳气，即所谓"天之大宝，只此一丸红日；人之大宝，只此一息真阳""阳气者若天与日，失其所，则折寿而不彰"。

桂枝汤与麻黄汤的区别

桂枝汤不是简单的感冒药，而是通过调和营卫的办法扶助阳气，是个补剂，这也是桂枝汤和麻黄汤的区别所在。

新冠疫情之后，很多人惊讶于中医药的退热效果。中医治疗发热时会用到麻黄汤，麻黄汤与桂枝汤有什么不同呢？

简单地讲，麻黄汤是用于治表实证的，适合服用麻黄汤的人一般身体比较壮，年纪轻。他们因为受寒而感冒，通俗地说便是被寒"闭"住了，怕冷、打哆嗦、全身无汗、身体发紧、咳嗽无痰。服用麻黄汤之后，汗发出来，人就轻松了。

这类人如果不吃药而去刮痧，很快就能刮出很多痧，因为痧的多少，不是刮痧的力量决定的，而是内里的气血充盈与否决定的。气血充盈，和外邪交战正酣，痧出得就多，刮痧和服用麻黄汤都是因势利导，随着汗出、痧出，寒邪被气血推出来了。

显然，桂枝汤与麻黄汤不同。适合吃桂枝汤的人，虽然也有着凉感冒的问题，但身上一直有点汗，而有汗并没有使他们身体轻松，"病人藏无他病，时发热，自汗出而不愈者，此卫气不和也，先其时发汗则愈，宜桂枝汤主之"，解释过来便是，病人已经没有外邪困扰了，汗也出了，但病还未好，根源就在于营卫不和，内里的气血不足。这种人倘若去刮痧效果不会好，甚至不出痧，这是因为他们的气血不足以顶出痧来，他们也是受不住麻黄汤的。

麻黄汤属于解表峻剂，《红楼梦》里贾宝玉指责医生给小姐、丫鬟们开"虎狼药"，指的就是药房中的麻黄，是虚弱体质承受不住的。此时，桂枝汤就要派上用场了。因此，张仲景在麻黄汤和桂枝汤方子后的医嘱，也不一样。桂枝汤是"服已须臾，啜热稀粥一升余，以助药力"，而麻黄汤则是"温服八合，复取微似汗，不须啜粥"。

为什么吃完桂枝汤要喝一碗热粥？

这是因为适合吃桂枝汤的人多是气血虚的，要借五谷之力帮助他们化生气血，助力阳气以驱邪外出。

有些人很少出汗，很少发热，这种人往往是气血虚的。因为"血汗同源"，汗是由血化生的，而血虚的人，身体没有出汗的"原料"，所以才很少出汗。这种人如果感冒，更适合吃桂枝汤，而且一定要借助热粥的谷气增强药效。

服用麻黄汤后之所以不用喝粥，是因为病人气血不虚，只是暂时被寒气闭住了，只要把毛孔打开，自身的气血就可以把邪气顶出去。也正因如此，桂枝汤的使用场景远比麻黄汤广泛，所有"营卫不和"的，即便不是感冒，也都可以用到桂枝汤。

综上所述，之所以是桂枝汤而不是麻黄汤位居"伤寒第一方"，就是因为张仲景强调的是自身阳气的扶助、维护，而不是只针对外邪，这就是对中医"正气存内，邪不可干"这个主旨的践行，后世中医视之为"万方之首"，也是对中医精髓的尊崇。

同样治自汗，桂枝颗粒和玉屏风颗粒有什么区别？

有人可能要问了：你说平时不出汗的人，感冒了要用桂枝汤，又说桂枝汤治疗的感冒，身上是有汗的，这不是矛盾吗？其实，这正是理解"营卫不和"的切入点。

何为"营卫不和"？

"营卫"是中医的概念，清代御医黄元御撰著的《四圣心源》一书中说："营卫者，经络之气血也。"通俗地讲，营卫就是经络中的气血，所谓"营行脉中，卫行脉外"，"营卫不和"就是经络、血脉中的"气血不和"。

"营卫不和"有两种。一种是"卫弱营强"，其中卫气弱是主要矛盾，又称"卫气不固"，因为卫外的阳气虚弱，失去外固的能力，由此会自汗。这种自汗发生时身体没有发热的问题，而且平时动不动就出汗，同时因为卫气不固而皮肤腠理疏松，常有怕风的感觉。中医有个固表名方玉屏风散，针对的就是这种情况，服后可巩固卫气，使其像屏风一样固护体表，免遭外邪侵袭。

另一种"营卫不和"就是"卫强营弱"了，其中营弱是主要矛盾。相对强的阳气郁于肌表，内迫营阴而汗自出，这就是《伤寒论》中所说的"伤寒中风"，即受风之后发热而自汗，不发热就无汗。这个"不发热就无汗"，就是前面我说的平时很少出汗之人的状态。他们因为营弱，也就是血虚而无汗可出，感受风寒时更容易"卫强营弱"，就需要借助桂枝汤治疗了。

（桂枝汤）➡ 主要用于调和营卫

桂枝汤用于调和营卫，主要作用是发汗，而不是止汗。因此，用桂枝汤时，可能会先出点汗，因为营血被芍药、大枣、炙甘草等补足了，有出汗的"原料"了，待里面邪气透散没了，汗就自然止住了。

因此，"营卫不和"，尤其是"卫强营弱"的出汗，与表虚，也就是"卫弱营强"的自汗是不一样的。"卫强营弱"的出汗，没有明显的怕冷怕风的情况，甚至还感到发热，同时有身体疼痛及皮肤的各种不适。比如，刚生了孩子的女性，肯定很怕风，而且容易出汗。这多属于"营卫不和"，而不只是表气虚。毕竟生育过程中会失血，很容易营弱，因此桂枝汤就比玉屏风散更适合生育后的女性。

再具体一点讲，如果劳累后出汗更多，则适用玉屏风散。这是因为劳累会加重气虚，所谓"烦劳则张"指的就是这种情况。劳累一天，到了下午、晚上，体力消耗之后症状加重的，多是气虚的表现。

桂枝汤适合的汗出，跟劳累没关系。既没运动也没消耗就不自觉地感觉身上热，汗出，这就是营卫不和了。这类人如果去看西医，大多会被诊断为"自主神经紊乱""更年期综合征"。

　　对此，西医除了营养神经类药物，比如甲钴胺等，一般没有其他办法。这个时候不妨试试桂枝颗粒，前提是没有嗓子疼等肺热问题，因为桂枝颗粒是温性的，有内热时会火上浇油。

除了治感冒，桂枝汤还能治什么？

"营卫不和"不仅仅表现为自汗，还可表现为皮肤问题。因为营卫不和会导致皮肤的气血运行不畅，所以还会出现皮肤瘙痒、慢性荨麻疹，以及体表局部的麻木、感觉异常等问题。中医都会用桂枝汤来调整治疗，这也是桂枝汤功能里"解肌"这一词的外延。

桂枝汤用于"解肌"，麻黄汤用于"解表"

桂枝汤用于"解肌"，麻黄汤用于"解表"。"解表"是通过药力的向外开散、透达、泄越发散之功，使皮毛、腠理开泄，外邪随汗出而解。"解肌"则是通过药力，使营血充盈，由"卫强营弱"的"营卫不和"，归于营卫调和，肌腠开放自如而外邪得出。因此，"解肌"比"解表"更深一层，桂枝汤能补血，通过自身强而驱邪，由此也包含了补益意味，针对的感冒也是虚性的。

就是基于这个原因，张仲景对桂枝汤有三禁：一为"太阳伤寒"的"麻黄汤证"不可用；二为内有湿热的"酒客病"不可用；三为素有里热之人不可用，甚至会有"桂枝下咽，阳盛则毙"的警示。就此也更说明，桂枝汤偏温又偏补，由桂枝汤衍变的小建中汤、黄芪建中汤、当归建中汤等，都治疗虚劳不足之证，就是取桂枝汤温中补虚的功效。

桂枝汤 ➡ 加减变化之方适应证更广

《伤寒论》和《金匮要略》两书中，桂枝汤加减变化之方，有 26 张，适应证更为广泛。鉴于此，如今桂枝颗粒也可以与其他中成药配合，最大限度地践行张仲景之意。

1. 柴胡桂枝汤：小柴胡颗粒 + 桂枝颗粒

《伤寒论》中关于柴胡桂枝汤的原文是："伤寒六七日，发热，微恶寒，支节烦疼，微呕，心下支结，外证未去者，柴胡桂枝汤主之。"这个方子治疗的是外感之后，邪气基本消退，但伴随身体疼痛，或者就是无端身体疼痛。

有些中老年妇女，经常会觉得全身窜痛，她们自己诊断是"肝气窜的"。可能经过医生诊断后已经用了疏肝的逍遥散之类的药物，但是无效，为什么？这是因为她们已经有了疼痛的问题，就涉及血脉不和，或者说营卫不和了，因此疏肝的同时必须调和营卫。小柴胡颗粒加上桂枝颗粒一起吃，正好拼成了柴胡桂枝汤。

还有一些人存在情绪问题：情绪低落，精神抑郁，睡眠不正常（要么是睡不着，要么是醒不了），觉得活得没意思，食欲不振，全身乏力，而且存在莫名的身体疼痛。这些异常情绪，不是心理问题，而是生理问题。仔细观察就会发现，这些病状有个特点：晨重暮轻——早晨醒来，各种病状明显，到了傍晚逐渐减轻了。

　　以上这个特点提示了桂枝颗粒配小柴胡颗粒的必要性：小柴胡颗粒是和解少阳的，而早上是少阳之气开始生发的时候，如果这个人少阳胆气比较虚，无力生发，早晨少阳之气对五脏六腑的助推力量就弱，该生发的功能生发不起来，功能憋屈着，所以早上的病状就重，人就觉得累。

　　到了傍晚，各个脏腑的新陈代谢逐渐变弱，对少阳之气的依仗减少，就算少阳不能生发，对身体的影响也不大了，病状自然减轻。有这种特点的时候，除了要用小柴胡颗粒纾解少阳，还要借桂枝颗粒来温补心阳，助少阳一臂之力，二者合方的柴胡桂枝汤，也是现在中医治疗抑郁症的一个基础方，因为抑郁症患者多是肝郁加阳虚的，他们之所以万念俱灰，就是因为心身的阳气不足，或者阳气根本不足，或者是阳气被压抑了。

2. 桂枝加桂汤：桂枝颗粒 + 人参生脉饮

　　《伤寒论》中关于桂枝加桂汤的原文是："烧针令其汗，针处被寒，核起而赤者，必发奔豚。气从少腹上冲心者，灸其核上各一壮，与桂枝加桂汤……"治疗的是因针刺不当导致的"奔豚证"。

　　所谓"奔豚证"，就是自觉有气从小腹上冲胸部、咽喉，伴有腹痛、胸闷气急、心悸惊恐、烦躁不安，兼有乍寒乍热等症状。这种病状在西医中，大多会被诊断为"癔症"，或者"胃肠神经官能症""心血管神经症"等，其问题出在心脏上。

　　从中医角度讲，因为伤寒或者各种误治而伤及心阳的，要通过增加桂枝的用量来加强温通心阳的力量。也就是说，桂枝加桂汤适合原本很少运动，心脏功能储备很差的人，这种人不仅容易心慌、心悸，还容易一惊一乍的，很容易被吓到。这些都是因为心脏这个"发动机"不给力，身体因为能量不足而不自信、胆小。

有个成语叫"心惊胆战"，也可以理解为心脏功能弱的人一定胆小，会"神经过敏"。别人无感的事，于他们而言就能构成惊吓。想帮这样的人壮胆，必须先扶助心阳，增强心脏功能。因此，可以用桂枝颗粒，配合人参生脉饮，借助人参补心气、温心阳，二者配合，人的心气壮实了也就不会动辄心悸惊恐了。

4 日本人的"红牛"是个伤寒名方

——葛根汤颗粒为什么能提振精力？

葛根汤颗粒

药物组成 葛根、麻黄、桂枝、生姜、甘草、芍药、大枣

功　能 发汗解表，升津舒经

主　治 风寒感冒引起的发热、恶寒，鼻塞流涕，咳嗽咽痒，咯痰稀白，无汗，头痛身疼，项背强急不舒，苔薄白或薄白润，脉浮或浮紧

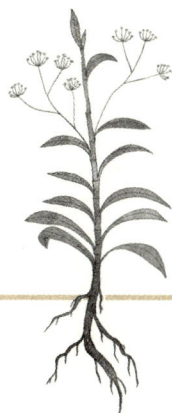

　　葛根汤颗粒源自《伤寒论》中的葛根汤，从说明书上看，葛根汤颗粒是一种感冒药，事实上，它治疗的感冒要有明确特点，并非所有的感冒"通吃"，而且除了治感冒，葛根汤颗粒还有其他作用。

恶寒 + 无汗 + 身痛——葛根汤

葛根汤包含了麻黄汤和桂枝汤，其中的麻黄是解表峻药，又有葛根加持，解表之力更强。

葛根汤 ➡ 针对的标志性病状

《伤寒论》中关于葛根汤的原文是"太阳病，项背强几几，无汗，恶风，葛根汤主之"。《金匮要略》中关于葛根汤的原文是"太阳病，无汗而小便反少，气上冲胸，口噤不得语，欲作刚痉，葛根汤主之"。以上原文的标志性病状是"项背强几几""欲作刚痉"，都是肌肉因为受寒而收缩挛急，这是葛根汤的特殊适应证。

因此，葛根汤颗粒能治的感冒一般要有无汗、恶寒、头痛、项背强急、周身酸痛沉重、鼻塞等症状，而且伴有疲劳感，这些症状都是肌肉被寒气击中后紧张挛急所致的。因此，必须通过麻黄解表、葛根解肌来缓解，而且因为是麻黄配葛根，所以这个方子属于外感峻剂。

葛根汤颗粒 ➡ 壮硕之人的感冒专方

如果说人参败毒散是"虚人感冒专方"的话，葛根汤颗粒则是壮硕之人的感冒专方，由它治疗的人最好是体质壮实、肌肉多的，这样的体质才有肌可解。

如果身体瘦弱单薄，年事已高，就算也有无汗、恶寒、身体痛的症状，最好用感冒清热颗粒代替葛根汤颗粒。感冒清热颗粒重在解表，解肌之力不强，身体弱一点也经受得住。服用葛根汤颗粒后，最好盖上被子睡一会儿，能微微出汗为佳。见效速度快的，半个小时症状就能明显得到缓解。

不含补药的葛根汤，为什么能缓解疲劳？

张仲景在《伤寒论》中主要用葛根汤治疗外感，但如果你把"伤寒"理解为感冒，只把葛根汤当作单纯的感冒药，那就太可惜了！

葛根汤 ➡ 用武之地

"伤寒"的"寒"，既是外感邪气的总称，也是对身体功能的所有伤害。避免"伤寒"，就意味着顺应和助力身体的本能，合乎身体的阳气。

很多身体问题，比如最常见的疲劳，并不是身体的能力不够，而是身体有能力但不能正常发挥。能力不够是气虚，不能正常发挥可能是气机不通。这个时候，就要通调气机，以升举阳气，简称"升阳"，这也是葛根汤的用武之地。

葛根汤颗粒 ➡ 可作为"疲劳缓解剂"

葛根汤颗粒在日本的火热程度远超中国，日本人甚至把葛根汤颗粒当"红牛"。每当加班、备考时，他们都会把葛根汤颗粒作为"疲劳缓解剂"。

为什么葛根汤中没有一味类似人参、黄芪的补气药，却有缓解疲劳的作用呢？就是因为现在的疲劳，不全是因为消耗致虚而疲劳。很多人的疲劳是气机被堵住，瘀滞了，有劲使不上。

《黄帝内经·素问》中说："出入废则神机化灭，升降息则气立孤危。故非出入，则无以生长壮老已；非升降，则无以生长化收藏。是以升降出入，无器不有。"其中的"升降出入"，就是指气机，形容的是身体功能一定要处于动态中。不动，功能就停止了；不动，人就病了。

现代人要比古人更重视气机，这是因为现代社会太"卷"了，而职场就是大型的"人际关系场"。身在其中，情绪的消耗比体力的消耗要大得多，气机阻滞也就比气虚更常见。虽然葛根汤所含的药物毫无补益作用，但是可以通过解表解肌来疏通气机，使人的身体功能正常发挥，由此有效缓解疲劳。这也是中医说的"不补之中有真补存焉"的其中一层含义。

葛根汤 ➡ 亦有"解肌"之效

日本的大塚敬节先生是著名的汉方大家，最早是研学西医的。直到因为严重的复发性口腔溃疡久治不愈，他才去看中医。一位老中医给他开了甘草泻心汤，他服用后口腔溃疡很快就痊愈了，从此他开始潜心研究中医古方。

如今，他已成为日本汉方派的一位代表性人物。大塚先生晚年时，精神大不如前，经常靠喝饮料提神，探究后发现他喝的居然就是葛根汤。其实，大塚先生利用的就是葛根汤解肌的功效。

什么叫解肌？肌肉太紧时，气就不太容易通过，气机就不通了，气血不能运行，随之肌肉因为缺氧而挛急抽搐，人就会觉得紧张、身体疲劳。

有些"富贵包"是"气"瘀滞在脖子后导致的

有人在颈椎处有个"富贵包",大家一般会觉得,那里面一定是脂肪,其实不然。我曾经见过北京中医药大学的一位医生用针刺这个"富贵包",随着施针完成,我眼看着病人颈椎处的"富贵包"明显缩小,之后又针灸数次,那位病人的"富贵包"几乎消失了。

如果"富贵包"里是脂肪,不可能在针灸不到半小时的时间里,眼见着消减。之所以能这么快消减,是因为"富贵包"里是郁阻的"气",或者说是因为气机不通而挛急的肌肉等软组织。那么,为什么"气"偏偏会瘀滞在脖子后面?

生活中,最容易堵车的位置肯定是十字路口,或者是几条路的交叉点,而且交叉的路越多,车辆在行进过程中发生剐蹭的可能性越大,出现堵车的概率也就越大。"富贵包"长的地方正是"大椎穴"的位置,位于人体后背的正中线、第七颈椎棘突下凹陷中,即我们低头时,最高的那个脊椎下面的位置。

"大椎穴"是手太阳小肠经、手阳明大肠经、手少阳三焦经、足太阳膀胱经、足阳明胃经、足少阳胆经、督脉这七条经络的交会点,而这七条经络全都是阳经。因此,这个位置不只阳气最旺,是阳气交流的十字路口,更是气机条畅的"要塞"。能阻滞到形成"包"的地步,可见有"富贵包"的人气机拥堵程度之重,这种人大多是肥胖的,他们的胖多是"湿胖",是湿气因为气机阻滞不能蒸化的结果。

葛根汤 ➜ 可治气机阻滞导致的气血不通

葛根汤治疗的"项背强几几"也是这个部位出问题。"项背强几几"的"几几",读"shū shū",形容的是"短羽之鸟,不能飞腾,动则先伸其颈之状"。"项背强几几"即"项背强急,俯仰不能自如之谓",就是颈部、后背僵硬疼痛,伸展不利的意思。和"富贵包"一样,也是"大椎穴"这个气机的"十字路口"不通了。

这里只要不通,一下子就能堵塞七条经脉,全身的气血都会受到影响。因此,脖子、后背僵硬疼痛,除了见诸感冒,还见诸颈椎病,乃至神经性头痛、高血压、脑血管病等,能解肌的葛根汤的治疗范围,也就因此扩大了。

有个很老的中成药叫愈风宁心片,就是纯葛根制剂,它的说明书上明示"治疗高血压头疼,颈椎疼痛,冠心病,心绞痛,神经性头痛,早期耳聋"。这些都是西医病症,虽然病症繁多,但在中医看来,都属于气机阻滞而气血不通,用葛根汤治疗的启发应该来自葛根汤的"项背强几几"。

《本草便读》描述葛根:"其根寓升发之意,故能解散阳明肌表之邪。"同时,葛根入脾、胃经,《本草便读》谓之"鼓胃气升腾而上",可以促进水谷精微物质输布,由此缓解筋脉、肌肉失于濡润所致的各种酸痛、僵硬,以及气机不利,清阳不升。

根子很大的痘痘，可以试试葛根汤颗粒

"青春痘"就是痤疮，现在的发病年龄早就不限于青春期了，很多三四十岁的人痤疮仍旧严重。

对"青春痘"的治疗，中医是区别对待的

痘痘的位置相对表浅，体积小，数量多，并且多在后背发作，形如密密麻麻的小粉刺。在中医看来，这种痘痘多属于肺经有热，要通过清热宣肺的办法加以治疗。

如果伴随大便干的症状，连翘败毒丸和防风通圣丸都有缓泻的作用，可以借此清退很多粉刺。还有个食疗便方，也是清肺热的——芹梨汁。芹梨汁的做法很简单，一根芹菜和一个梨，一起榨汁，需要连渣滓一起吃掉。芹菜和梨都是入肺经的，属于凉性，而且富含纤维素，可以通过清肺通便来减少粉刺。

然而，扎根很深的痘痘，治疗起来就相对困难了。因为这种痘痘"根深蒂固"，治疗起来必然旷日持久。倘若已经过了急性炎症期，无论是中医的清热解毒药，还是西医的消炎药，都少有用武之地。这是因为痘痘扎根

的"痘痘肌"，就像已经板结的土地，让药物无孔可入。

想去除这种痘痘，必须先松动它扎根的"土壤"，这就是葛根"解肌"的用武之地，"解"就是松动的意思，"肌"也包括了真皮层以下的组织。

"解肌"的同时，身体还必须有足够的正气，才能激化、打破身体与慢性炎症之间的平衡。此时，就需要借助葛根"升阳"的作用，从而达到升举阳气、托毒外出的效果。

其实，不只针对痘痘，所有慢性的、迁延日久的慢性病，都需要先升阳。所谓"打铁先要自身硬"，身体必须有充足的气血送到病所，送到痘痘那里，皮肤的营养供应得以提升，才可能借助补足的正气，将痘痘连根"拔"掉，痘痘伤及的皮肤才会有愈合、修复的能力。

女性如何对抗根深蒂固的痘痘

长这种痘痘的人，如果是女性，月经也时常会不规律，或者干脆几个月不来。小腿的皮肤很干燥，甚至像鱼鳞一样，摸上去都扎手。这类人很可能有"多囊卵巢综合征"。中医对此辨证判断多是由瘀血导致的。

葛根有"破血"之说，叶天士也曾言："葛根辛甘和散，气血活，诸痹自愈矣。"这里的"破血"，也是通过调畅气机使血液畅快巡行，由此化瘀。因此，可以用葛根汤颗粒配合桂枝茯苓丸来对症治疗痘痘。桂枝茯苓丸也是张仲景经方的中成药制剂，其中除了有桂枝、茯苓，还有丹皮、芍药、桃仁三种活血化瘀药，松痘痘"扎根"的土壤在先，升举阳气活血在后。

不过要注意的是，适合这种治疗方法的人，大多体质较为充实，外观肌肉比较结实，甚至有虎背熊腰之势，皮肤黝黑或黄黯粗糙。体弱、消瘦、肤白易汗者则要慎用。

葛根汤治疗这类痘痘的原理，从西医角度也可以解释。这种痘痘很重的人，如果是女性，多伴随月经失调，甚至还有肥胖的问题，西医解释是雄激素分泌失调的结果。因为女性体内也有雄激素，男性体内也有雌激素，一旦失调就会出现问题，女性就会有雄性化趋势。

长痘痘、月经不调甚至长小胡子就是具体表现，这正好是葛根的另一个作用。因为葛根含有"植物雌激素"，"植物雌激素"的作用之一就是拮抗雄激素，而痘痘就是雄激素分泌异常引起的。

5 起错了药名的退热药

——抗病毒口服液并不擅长抗病毒

抗病毒口服液

药物组成 板蓝根、石膏、芦根、生地黄、郁金、知母、石菖蒲、广藿香、连翘

功 能 清热祛湿，凉血解毒

主 治 风热所致的感冒，流感

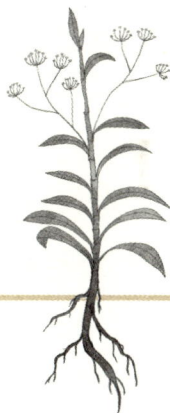

　　近年来新冠病毒感染、乙流、甲流等病毒感染性疾病的发生使抗病毒口服液名声大噪。只要是感冒，哪怕症状不明显，很多人也会服用抗病毒口服液，从心理上感觉它能预防病毒。其实，这是抗病毒口服液最大的使用误区！

　　这个误区与这个药名有关，直白点说，它其实是一个起错了药名的退热药，而且还是退热的峻剂。因为其中不仅包含了《伤寒论》中定位在阳明经的白虎汤方意，用到了白虎汤中大凉的石膏、知母，还用到了热入营血时才会用到清营汤中的生地黄、连翘，如果感冒之初不辨证就服用这些药物，会冰覆外邪，反而不利于感冒痊愈。

刚感冒就用寒凉药，感冒很难好

有网友曾经咨询我：她上高中的儿子十天前感冒了，怕耽误学习，马上吃了抗病毒口服液，结果十天来咳嗽不断加重，为此学都上不了了。

我让她马上换成橘红痰咳液，同时把橘子烤了，去掉烤焦的橘皮，吃里面的烤橘子。第二天下午，她就发消息给我："在家休息了近十天，吃了两顿橘红那个药（指橘红痰咳液）就好了！"

感冒之初切忌错误助长寒邪对阳气的损伤

这位高中生之所以咳嗽十天都不好，就是因为他在感冒之初错用了抗病毒口服液这种寒凉药，助长了寒邪对阳气的损伤，而橘红痰咳液和烤橘子都有可以散寒的温性。

中医治病养生特别强调"忌寒凉"，张仲景的《伤寒论》，用"寒"泛指一切外邪，包括"风、寒、暑、湿、燥、火"这六淫邪气。为什么用"寒"，而不是用"风"或者"湿"来代表邪气？这是因为寒冷、低温是人体阳气的最大敌人，寒气伤人是"直折阳气"。"直折"意味着对阳气的损伤特别直接而且严重，是折断、断崖式的。

打喷嚏、流鼻涕时，最正确的治疗方式是因势利导

人一旦着凉，第一个表现是打喷嚏、流鼻涕，而且往往受凉越重，鼻涕越多、越清稀，身体要借助鼻涕驱离外敌。我们的鼻黏膜上，分布着一层可以分泌黏液的杯状细胞，一旦鼻黏膜受到细菌或病毒袭击，杯状细胞的分泌功能就会增强，目的是形成鼻涕，冲走致病原。

之所以着凉之后而不是受热之后鼻涕分泌增加，是因为寒冷可以致病，身体早就将寒冷视为致病因了，因此才会在遇寒后，马上启动流鼻涕、打喷嚏这些抗击病毒、细菌的防护程序。也就是说，刚开始打喷嚏、流鼻涕时，最正确的治疗方式是因势利导，通过解表，让刚入侵身体的邪气尽快从体表透散出去，而不是用寒凉药。

如果用了寒凉药，寒凉会加重皮肤毛孔的闭塞，而"肺开窍于皮毛"，毛孔闭塞就会导致肺气不宣。这时候，咳嗽就成了肺气唯一的宣泄通道，只要寒气没透出来，咳嗽就很难止住，而抗病毒口服液里板蓝根、石膏、知母、生地黄等，只有寒凉之性，而无宣散之力，感冒之初就单独用它，很容易闭阻解表散寒的通道。它们虽然不是补药，但是可能产生感冒时吃补药带来的"闭门留寇"的问题，就是把寒气关在身体里了。

张仲景的《伤寒论》，很少用到板蓝根、蒲公英，就算用石膏，也是配了麻黄的。比如麻杏石甘汤，用辛温的麻黄、杏仁配合寒凉的石膏，辛温发散的同时清热，不仅是为了防止寒凉药物闭阻邪气外出的通道，而且是为了防止寒凉之品协同外邪一起伤阳气。

抗病毒口服液并不能治"病毒感冒"

有人可能感到奇怪：大部分感冒不都是病毒引起的吗？为什么抗病毒口服液不能治"病毒感冒"？

中医治感冒要根据人的病状来分寒热、虚实

的确，百分之八十的感冒都是病毒引起的，但中医治感冒，并不是针对病毒，而是针对人。不论是什么病毒引起的感冒，中医辨证都要根据人的病状来分寒热、虚实。

只要具备受凉引起的、怕冷大于发热、嗓子不疼这三个特点，就是"风寒感冒"。这时候，不管是病毒还是细菌感染引起的，都要用能温散肺气的药物，比如感冒清热颗粒、通宣理肺丸，而不是抗病毒口服液。

用抗病毒口服液的抗病毒力量与西医的抗病毒药物的抗病毒力量做对比，抗病毒口服液肯定要败下阵来，但这不是中医的错。因为无论是白虎汤还是清营汤，从来就不是针对病毒的，而是针对热入内里的人的。

即便不是病毒感染，而是细菌感染，同样会热入内里。比如扁桃体发炎或者化脓，多会发展到热入阳明、热入营血的程度，这时候，非石膏、

知母、板蓝根、生地黄不可，就要用到抗病毒口服液了。这是因为其说明书已经明示抗病毒口服液用于治疗"风热感冒"，咽喉红、肿、痛的感冒就是热性的标志。如果还伴随高热，多是扁桃体发炎或者化脓，抗病毒口服液更是首选。

错用抗病毒口服液可能会加重寒湿

然而，说明书中说的流感，却未必都适合使用抗病毒口服液，因为流感由不同的病毒引起，对人体的影响也不同，有的属于风热，有的属于寒湿。比如新冠病毒感染和流感，都是病毒性的上呼吸道传染病，但是新冠病毒感染在中医辨证上多属于"寒湿疫"，感染者会有很厚腻的舌苔。

这种情况下，如果用抗病毒口服液，很可能加重寒湿，至少不利于治疗。因为湿是阴邪，更何况是寒湿，要想化解寒湿，必须用温性的药物，而抗病毒口服液由大剂寒凉药物组成，只会影响湿邪的蒸化。

如果感冒之前有明确的受凉史，嗓子疼的同时身体发紧，没有汗，这就需要内外兼顾。此时，可以用感冒清热颗粒配抗病毒口服液，增加宣散之力，在清热的同时透热。

市面上有几种药与抗病毒口服液是同一类的，比如蒲地蓝口服液、板蓝根冲剂，其中抗病毒口服液的寒性最强，退热力量也最强，可以根据风热及发热的程度酌情选用。

6 比藿香正气水好喝、好用的清代名方

——午时茶颗粒：发热 + 泻肚

午时茶颗粒

药物组成 广藿香、紫苏叶、白芷、羌活、连翘、柴胡、防风、川芎、前胡、枳实、桔梗、红茶、苍术、甘草、六神曲（炒）、山楂、麦芽、陈皮、厚朴

功　能 祛风解表，化湿和中

主　治 外感风寒、内伤食积引起的恶寒发热、头痛身楚、胸脘满闷、恶心呕吐、腹痛腹泻

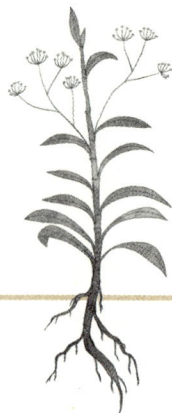

午时茶颗粒的功效远超藿香正气水

午时茶颗粒应该算是被药店轻视的一个药，原因之一是太便宜了。与广告很多的藿香正气水相比，知道午时茶颗粒这个药的人很少，但它的作用范围超过了藿香正气水。

简单地讲，藿香正气水有的功效，午时茶颗粒也有，它可以像藿香正气水一样治疗夏天时因为吹空调、电扇导致的受凉感冒。除此之外，藿香正气水没有的功效，午时茶颗粒也有，那就是治疗内伤食积。

因为午时茶颗粒中多了神曲、山楂、麦芽这三个助消化的药，除了治疗暑湿加食积，也就是西医常说的"胃肠型感冒"，还能治疗咳嗽。因为很多咳嗽并不起因于肺，而是吃出来的，问题出在脾这个"生痰之源"上。

吃出来的咳嗽，问题出在脾这个"生痰之源"上

曾经有个广东妈妈咨询说：因为天气又冷又燥，为了预防她的女儿感冒咳嗽，她特意煮了银耳羹，里面放了银耳、桃胶、皂角米还有冰糖，黏黏糯糯的，感觉可以"滋阴"了。

她五岁的女儿喝了两天，居然开始咳嗽了！孩子的父亲担心女儿病情

加重，就带女儿去了医院。吃过医生开的药，女儿当天倒是不咳嗽了，但是第二天起来，她发现女儿的脸色变得又青又白，一点血色都没有，咳嗽也加重了。

我看了医生开的处方，都是清热苦寒的药，甚至用了能退高热的人工牛黄。无疑，这个孩子的病是银耳羹诱发的，又被寒凉药物所伤，她的整个病程既符合"形寒饮冷则伤肺"，又验证了"脾为生痰之源，肺为储痰之器"，这个孩子的咳嗽是脾气为寒凉所伤导致的。

为何银耳羹会导致痰湿加重？

首先，银耳确实可以润燥，但是银耳滋腻，因为它含有多糖，多糖就是使银耳吃起来糯糯的东西。注意！那不是胶原蛋白！任何植物都不可能含有胶原蛋白！胶原蛋白只可能出在动物身上！

其次，银耳的作用是补水，因为多糖可以吸收几倍的水，但绝对不可能改善缺乏胶原蛋白引起的皮肤皱纹多、弹性差。桃胶和皂角也是植物，含的也是多糖，多糖是很难被消化的，本身就不好消化的银耳，再有桃胶、皂角的加持，给脾的运化增加了巨大的负担。

孩子稚嫩的脾气，推不动厚重的阴性物质，消化不了就变成了痰湿，之所以咳嗽，是因为身体本能地想要排掉痰湿。陈皮是温性的，而且性质是动的，如果做银耳羹时加点陈皮，可以对冲银耳羹的阴性，使它不那么静，更加便于脾气的运化，也就不至于引出这一场咳嗽。

谁想到，这个因为银耳羹而咳嗽的孩子，又遇到开寒凉药物的医生，运化桃胶、皂角已经气力不支的脾，再次遭遇寒凉药物"直折阳气"，脾气虚到了谷底。孩子在痰湿加重的同时，面色也显示了青白的虚寒之色，不用问，孩子咳嗽的症状只会加重。

巧用午时茶颗粒，可治疗内伤食积

在我的建议下，这位妈妈马上给孩子吃了午时茶颗粒，她惊讶地告诉我，孩子睡前吃了一次，之后咳嗽就减轻了，第二天脸色也恢复过来了。

这一点也不奇怪，因为午时茶颗粒原来叫午时茶，是清朝福建名医陈修园所创，其中既有驱散风寒的药，也有健脾化食燥湿的药。把这些中药研成粉末后，在农历五月五日的午时这个阳气最旺盛的时辰，制成茶饼的形状，还加入了红茶，而且服用的方法也是像煮茶一样煎煮服用，所以就叫午时茶。

由午时茶演化出来的午时茶颗粒特别适合受风寒同时又有停食或者湿气重症状的人服用，前面提到的那个孩子正好符合这两点。包括外出旅游时，吃得不合适，又受寒了，饮冷了，舟车劳顿加水土不服很容易生湿。午时茶颗粒最好能随身携带，效果比藿香正气水要好。

有一点要清楚的是：不要把藿香正气水和午时茶颗粒视为夏天暑湿季节专用。即便是秋、冬干燥寒冷的季节，只要这个人内里有湿，进食油腻、寒凉等难以消化的食物，又受了凉，比如冬天吃了涮羊肉配冷饮，有点感冒的症状，同时肚子不舒服，而且舌苔是白腻的，同样可以用这两个药化湿。

藿香正气水和午时茶颗粒的区别

藿香正气水适用于表证明显的情况，发热、身痛为主，恶心、呕吐、泻肚很轻，这时候最好用含有酒精的藿香正气水，而不是藿香正气胶囊或者藿香正气口服液。

虽然藿香正气水很难喝，但借酒精的宣散之性，可以加强解表祛湿的力量。有的人说，一喝这个药就会吐，那就去吐，因为呕吐本身也有解表驱邪的作用，中医专门有"吐法"这种治疗方法，通过呕吐将上焦邪气就近祛除，所以，就算藿香正气水没完全喝进去，被吐出来了，呕吐之后，外感表证也会缓解。

午时茶颗粒肯定比这种藿香正气水好喝，而且"内外兼顾"，外感同时有消化系统症状，发热和恶心呕吐、腹泻俱重时，午时茶颗粒都能照顾到。或者说，虽然没有恶心呕吐的症状，但咳嗽时白痰很多，既往有食积病史，这也是内湿很重的表现，就像前面这个吃了银耳羹的孩子一样，如果能及时吃点午时茶颗粒，可能就躲过后面的那一场感冒（咳嗽）了。

第二节 肾是身体的"根子"，
补肾能"根"治虚、老

1 "肾虚"不是病，是身体根基不稳

——六味地黄丸能给身体打"地基"

六味地黄丸

药物组成 熟地黄、山萸肉（酒制）、牡丹皮、山药、茯苓、泽泻

功　能 滋阴补肾

主　治 肾阴亏损所致的头晕耳鸣，腰膝酸软，骨蒸潮热，盗汗遗精，
消渴

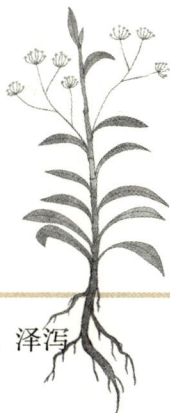

　　六味地黄丸可能是中国人最熟悉的中药了，但中国人对这
个药的了解也是最欠缺的，原因就是人们对中医不理解，将
中医中的五脏，特别是中医说的"肾"与西医的肾脏画了等号，
由此对"肾虚"有了极大的误解，也就使这个宋代就有的补肾
名方，没能充分体现价值。

那个给孩子开六味地黄丸的医生，后来怎么样了？

给孩子开六味地黄丸？一听这句话，估计很多人的第一反应是这个医生不靠谱，瞎开药！因为六味地黄丸是补肾的，给孩子吃补肾药，不是促孩子性早熟吗？

六味地黄丸 ➡ 最初是开给孩子治"五迟、五软"的

事实上，第一个给孩子开六味地黄丸的医生，不仅不是庸医，还是名医，他就是宋代著名的儿科专家钱乙。现在我们成年人吃的六味地黄丸，就是当初他开给孩子，甚至是婴幼儿的。

这些孩子有个共同的问题：五迟、五软——立迟、行迟、语迟、发迟、齿迟；头项软、口软、手软、足软、肌肉软，就是现在我们说的"出生发育迟缓"，在中医看来，这些孩子是肾虚的。

人就像树一样，出生之初是幼苗，幼苗的根子都很细弱，如果幼苗先天不足，根子就更纤弱，连带着它的枝叶生长得也会缓慢而稀疏，在身体上就表现为"五迟、五软"。

要想对这种幼苗进行根本性帮扶，必须针对其根子"施肥浇水"，让根

子尽快苗壮成长起来。只有根子扎深、扎稳，才能把营养输送到枝、叶上，如此这棵幼苗才能像其他幼苗一样长大。这里所指的"根子"就是中医中所说的"肾"，中医所说的补肾就是给身体"培根"。

六味地黄丸 ➡ 其实是老少咸宜的

既然肾是根基，就会在人生的两头出问题。一头是人出生之初的幼苗期，因为扎根不深，所以孩子都是"肾虚"的。中医所说的肾，是"先天之本"，某种程度上是由基因决定或者是由母亲的体质及孩子的孕育环境决定的。如果基因或者孕育环境有问题，导致"先天之本"不足，所有与生长发育有关的细节都会显得无力，"五迟、五软"就是个极端典型。

即使有的孩子没有发展到"五迟、五软"的程度，但是因为成熟得晚，比如七八岁时还在尿床，这种情况也是"肾虚"的问题，也要用到六味地黄丸。虽然从说明书上看，六味地黄丸是成年人用的药，但"幼苗"和"老树"的问题是一样的，都是根子不稳。

我看过一个八岁的男孩，他的母亲带他来求诊是为了治疗脾胃不和、不吃饭的。我请男孩伸出舌头，他的整个舌头居然没有舌苔！很显然，男孩的"胃阴虚"很严重。细问才知道，男孩小时候得过急性白血病，通过治疗，病情已经稳定两年了。家长觉得男孩已经归于健康了，但是他的舌头状况还是暴露了身体"肾虚"累及胃阴的问题。

白血病是骨髓造血系统出问题导致的。中医讲，肾是生髓的，而白血病的化疗，会对骨髓产生很大的损伤，二者叠加自然加重了"肾虚"。这个男孩出院时，医生就建议他吃六味地黄丸补肾，只可惜男孩的妈妈觉得这是成年人用的药物，一直没给孩子吃。就是妈妈的错误认知，导致男孩的肾阴虚没能遵医嘱及时补足，"树根"不稳而影响到胃阴这个"树叶"了，男孩才会呈现胃阴虚严重的"光剥舌"，以及食欲不振的病状。

除了"幼苗"时期会肾虚，随着增龄和疾病的耗损，活了几十年的"老树"的树根肯定也不稳。"肾虚"的各种表现随之出现，就像说明书上说的腰膝酸软，头晕耳鸣，遗精，等等。这些都是上了年纪的人更容易出现的问题，这种情况更需要补肾。

因此，六味地黄丸其实是老少咸宜的，因为人在人生的两头都是肾虚的，中医的补肾就是给身体的根基浇水施肥，只要你的病状显示是根基出了问题，就适合用补肾药，无论男女，也无论孩子还是成年人。

"树根" 不稳时，都有什么表现？

六味地黄丸说明书的主治就是肾虚的表现：头晕耳鸣，腰膝酸软，骨蒸潮热，盗汗遗精，消渴。

树根不稳 ➡ 会导致头晕耳鸣

因为肾是生髓的，脑为髓海，髓海空虚时人就会头晕耳鸣，这是脑功能失调的表现，因为负责平衡的内耳，属于"脑"的范畴，头晕、看东西转的情况，就像本书中写到的能晕得要命的耳石病。

这种病症往往是肾虚导致的，它大多发生在上了年纪，或者虽然年纪尚轻但用脑过度、睡眠不足的人身上，用脑过度、睡眠不足也是导致肾虚的原因，不仅会让人们因未老先衰而头晕，还会伴随耳鸣。

耳鸣分两种：一种是隆隆如雷声的，多是实性耳鸣，突发的，见于肝火盛。如果还伴随口苦、眼睛红、大便干，适合吃几天清肝火的龙胆泻肝丸，待大便通畅了，就可以减量或者停药。另一种耳鸣像蝉鸣一样，更多见，持续时间久，是虚性的、慢性的，多见于上了年纪、睡眠不好的人，这就是适合用六味地黄丸的肾虚耳鸣了。

树根不稳 ➜ 会导致腰膝酸软

"树根"不稳时，会有个比较特异性的指征，就是腰膝酸软。因为肾生髓，肾虚时髓海空虚，骨头的持重能力下降。《黄帝内经·素问》中说："腰者，肾之府，转摇不能，肾将惫矣。"腰腿酸软、不能辗转等病状多是因为肾虚。

新生儿通常呈现上身较长、下肢较短的体形特征。随着生长发育，下肢的生长速度会显著加快。也就是说下肢的快速发育阶段比上肢启动更晚。

肾虚就是衰老的表现，衰老一旦开始，发育阶段启动较晚的下肢反而较早退化，所以腰膝酸软往往是人老了最容易出现的问题。一旦出现，肾虚基本上板上钉钉了。

我有个朋友特别喜欢打高尔夫，为了打球经常长时间开车去，久而久之就觉得腰酸严重。若让西医诊断，此种情况要么是"腰椎间盘突出"，要么是"腰肌劳损"，除了按摩缓解再无他法。

我建议他吃六味地黄丸来改善腰酸的情况。他抱着试试看的心态吃了一周，腰酸就明显好转了，自此他每周吃三四次，再长时间开车就没了腰酸的问题。与其说六味地黄丸能治腰，不如说能延缓衰老，因为无论是"腰椎间盘突出"还是"腰肌劳损"，都是慢性的，是长期损伤的结果。

当"久病及肾"时，就要借助六味地黄丸来补肾阴

中医讲"久病及肾"，不管这个病最初是腰的问题、肺的问题还是心脏的问题，拖延久了，都会导致肾虚。想要改善，一定要加入补肾的药，这就像树枝、树叶被风刮落了，想让它们再生，不能给树枝、树叶浇水施肥，而是要"培根"，要补到肾这个"树根"。

六味地黄丸的主治还有"骨蒸潮热，消渴"，这也是"久病及肾"的结果。"骨蒸潮热"多见于处于结核病等消耗性疾病后期的病人身上。湿气、肾阴被耗竭而上虚火，这种虚火不能单靠清热去火，而是要补肾阴。

只有改善身体深度的缺水，才能让身体水火平衡。"潮热"不只结核病人会出现，甲亢、糖尿病、肿瘤患者，甚至没有具体疾病的人，因为体质或者增龄，比如更年期，也会有"潮热"症状，同样需要通过补肾阴来改善。

六味地黄丸 ➡ 也有"消渴"之效

至于"消渴"，就是糖尿病的常见病症，更是六味地黄丸的用武之地。

首先，糖尿病是慢性病，糖尿病患者基本是终身带病。从宏观上讲，糖尿病符合"久病及肾"，糖尿病患者到后期多是肾虚的。其次，糖尿病是身体不能利用糖而使糖分流失，糖属于中医中阴的范畴，是身体的物质基础。糖尿病患者多是偏瘦的，就是因为糖这种精微物质留不住，导致身体的物质基础被消耗，消耗到根子那个深度时，就是肾阴虚了。从微观层面上也是补肾阴的六味地黄丸的适应证。

有些人不是糖尿病患者，但年纪轻轻就有肾虚的表现，只不过这个表现不在六味地黄丸的主治中，比如脸上有斑点，而且皮肤发黑，人也是干瘦的。这是体质使然，可能是先天的因素导致的，或者以前有过甲亢等消耗性疾病，治好了但遗留了病理体质。

祛斑＋生发——六味地黄丸可以美容？

　　曾经有个浙江的银行高管，女性，四十多岁，身形特别消瘦，脸上黄褐斑很重，黑斑布满了脸颊，可以毫不夸张地说就是"黑脸蛋"。

　　有此困扰，这位女高管自己也久病成医。她告诉我，只要能坚持吃六味地黄丸或者每天都蒸一块山药吃，斑点就能变淡一点。只可惜，银行高管的工作特别忙，经常无暇顾及。

六味地黄丸 ➡ 有淡斑之效

　　六味地黄丸的说明书上，并没有治疗黄褐斑这一项，但从原理上看其淡斑的药效是确定的。因为肾对应着黑色，发黑的斑点或者肤色往往与肾虚有关。加上这位高管的干瘦体形，更提示了她肾阴虚的状况。

　　吃山药之所以能淡斑，是因为山药相当于厨房里的六味地黄丸，它本身就是六味中的一味。山药入脾、肾经，脾、肾兼补，黄褐斑颜色发黄的脾虚为主，发黑的肾虚为主，黄褐斑颜色发黑也多是由脾虚演变而来的，也是"久病及肾"。从这个意义上说，六味地黄丸以及山药的美容效果是肯定的，特别是肾虚导致的未老先衰，吃六味地黄丸肯定有效果。

六味地黄丸 ➡ 亦有生发效果

除了淡斑，六味地黄丸还有生发效果，因为中医讲："肾，其华在发。"多年前，我的老师被外派到欧洲，在那儿接诊了一个脱发严重的欧洲人，因为没有其他药物，我的老师单凭六味地黄丸就帮这个人长出了新发。

可能有人会说：欧洲人没吃过中药，对中药更敏感，这可能是原因的一部分。而更重要的是，六味地黄丸不仅有补肾的三味药，更有祛湿的茯苓和泽泻，而这个欧洲人恰好是个胖子，湿气很重。对他来说，茯苓、泽泻等"三泻"的生发作用，可能在熟地黄、山萸肉、山药这"三补"之上。

自然界中，洪水泛滥的地方，植被是无法生长的，因为根子被淹没在水中不能呼吸。人体也一样，如果身体水湿很重，头发的发根就相当于扎在水里，就算补肾的药物给头发准备了足够的营养，但因为水湿的影响营养无法被吸收，再补肾也无济于事。

六味地黄丸 ➡ 之所以有生发之效，是借助了茯苓利湿的功效

六味地黄丸之所以有生发之效，是因为它可以通过茯苓、泽泻淡渗利湿，从而把发根周围的水湿渗利出去，发根可以直接而充足地吸收"三补"的营养。特别是出油多的"脂溢性脱发"，头皮下的脂肪很厚，如果是男性，甚至可以看到头皮下脂肪层的重叠，治疗这种脱发，补肾药必须先穿过脂肪层、水湿层，才能触及发根，这就必须借助茯苓等"三泻"的作用。

尤其是茯苓，它是"药食同源"之品，就是可以当饭吃的中药。首先，茯苓性质很平和，是"四季圣药"，哪个季节吃都不会上火，也不会寒凉。其次，茯苓是淡味的，没什么味道，这种淡味更能帮助利湿，所谓淡渗利湿，就是像筛子、漏斗一样，将水湿很平和地泻利出去。

　　因此，著名中医岳美中教授曾单用一味茯苓治疗脱发，就是将500到1000克茯苓研磨成粉，每服6克，每日两次冲服。虽然茯苓没有补肾的作用，但也能使脱发的人长出新发，因为这种脱发的人不是缺营养，也不全是因为肾虚，而是因为水湿阻碍了头发吸收营养。虽然能补肾的中药、中成药很多，但只有六味地黄丸照顾到了渗湿，它的"三补三泻"方意，对现在虚中夹实的人非常有价值。

中医的"肾"不在一处，又无处不在

我有个亲戚是长途汽车司机，开车时喜欢开着车窗。有一年，他的肩膀疼得厉害，必须戴护肩保暖。如果屋在阴面，没有阳光，在里面待一会儿他就觉得肩膀不舒服。

针对此状况，我让他吃六味地黄丸试试。他很奇怪，他觉得应该活血化瘀才能对症，因为肩膀离腰远着呢。原来，他一直以为中医的"肾"就是长在腰上的肾脏。

中医的"肾"是不定位的，"不在一处，又无处不在"

吃了一个星期的六味地黄丸之后，这位亲戚明显感觉肩膀轻松多了。他断断续续地吃了一个多月，竟然不用再戴护肩了，最终是补肾药把他的肩膀疼治好了。很多人会问："不是说'腰为肾之府'吗？肩膀和肾有什么关系？"

这是因为他开车时开着窗，手长期握着方向盘，肩膀就需要持续用力，再加上冷风对肩膀的持续损伤，肩膀一直在"过度使用"，早就产生劳损了。人的身体不断修复劳损是需要能量的，当能量供不上时，修复就会停止，而且身体就会开始感觉冷痛，他的肩膀便是"局部肾虚"了。

六味地黄丸之所以管用，是因为它是补肾的。补肾不是定位给哪个脏腑，而是给修复的细胞增加能量的，能量补足了他就不再感觉冷痛了。这个病例应该是中医的"肾"是不定位的，"不在一处，又无处不在"的具体体现。

中医所说的肾虚，就是过度使用

郎平在接受采访时说过，她的膝盖多次受伤，早就是"七十岁的人的膝盖"了。因为膝盖，她几乎不穿裙子，因为只要受凉膝盖就会难受。

个中原理也是同样的：膝盖劳损需要不断被修复，修复过度时能量供不应求，不仅修复不能继续，人还会因为能量不足而怕冷、感觉冷痛。所谓"三十岁的人，七十岁的关节"在郎平这样的专业运动员身上是完全可能出现的，且几乎每个运动员都有肾虚的局部表现。

之前我写过一本《肾虚不是病》，书中给出的概念可以帮助大家理解中医的肾虚。简单地讲，肾虚就是过度使用。活到八十岁的人，全身使用了八十年，整个人肯定是肾虚的，只不过肾虚于老年人而言是自然状态，属于自然衰老。局部组织过度使用会导致局部肾虚，除了运动员的关节、韧带、肌肉，还有食管癌，食管癌应该算是最典型的过度使用的结果。

补肾不仅可以延缓衰老，而且具备抗癌的价值

说到食管癌的起因，很多人都知道是喜欢吃烫的食物导致的。可是，你有没有想过：为什么有些烫嘴、难以下咽的食物，有些人却能耐受甚至喜欢？就是因为他们的食管已经发凉了，滚烫的食物可以温暖食管，所以

吃起来会让人觉得舒服。

也就是说，滚烫的食物是食管癌的诱因，因为烫伤之后食管黏膜要不断被修复，长时间烫伤再修复就会导致能量不足，食管黏膜的细胞因为能量不足就会长歪、变性，这就生成了癌细胞。

癌症的细胞不是外来的，都是身体里正常的细胞长歪了、变坏了的结果，长时间的炎性刺激导致其频繁修复。因此，不光是食管癌，还有胃癌、肠癌，很多都是从慢性胃炎、肠炎发展而成的。包括一些长在摩擦部位的痣或者赘生物，比如长在脖子、腰部经常被衣物摩擦，医生都会早早地让病人切除，就是因为频繁地摩擦就会造成炎症，诱发过度修复而发生癌变。

同时，喜欢吃烫的食物也是食管癌的早期症状，他们是因为食管发凉才喜欢吃烫的食物。任何器官怕凉或者受凉后难受，都是能量不足的警报，都意味着一定程度的肾虚。从这个意义上说，补肾不仅可以延缓衰老，而且具备抗癌的价值。

很多临床中医治疗萎缩性胃炎或者慢性肠炎等有可能癌变的慢性炎症时，会用针对性的药物，比如香砂六君子等，同时配合六味地黄丸。从补肾的角度讲，给有慢性炎症的地方补充能量，避免这些地方因为消耗过度、能量不足而在修复时"走偏"，这一点，也给我们使用六味地黄丸提供了新的思路。

地黄丸系列药该怎么选？

六味地黄丸是中医补肾的经典药品，而肾虚的表现各不相同，根据其差异，六味地黄丸有个家族。所谓地黄丸系列，其中包括知柏地黄丸、杞菊地黄丸、麦味地黄丸、归芍地黄丸。再广一点，还有补肾阳的金匮肾气丸和济生肾气丸，这些药该怎么选呢？

地黄丸系列 ➡

1. 杞菊地黄丸

杞菊地黄丸是在六味地黄丸的基础上，加了枸杞和菊花，由此定位于眼睛，适合眼睛干涩、视物昏花的人。因为枸杞和菊花都是入肝经的，能补肝血、清肝热，而"肝开窍于目"。同时，中医讲"肝肾同源"，肾阴虚会加重肝血虚，肝血消耗会使肾阴不足，这个药用六味地黄丸托底，使补肝血更有后劲。

2. 麦味地黄丸

麦味地黄丸是在六味地黄丸的基础上，加了麦冬、五味子，着眼点是肺，针对的是肾阴虚导致的肺阴不足。长时间干咳无痰，人也偏干瘦，或者因为肺阴虚久咳及肾，导致肾阴虚。总之，在肺阴虚和肾阴虚比较严重时，用麦冬滋阴润肺，五味子收敛，减少对阴液的进一步损耗。

3. 归芍地黄丸

归芍地黄丸是在六味地黄丸的基础上加了当归、白芍，针对的是肾阴虚同时肝血虚严重，因为血虚而头晕，月经量少，血虚加重阴虚而出现午后潮热，足跟痛，总觉得鞋底薄。有些女性生完孩子之后会足跟痛，多是因为生产过程中失血而阴血虚严重，可以试试能肝血、肾阴同补的归芍地黄丸。

4. 知柏地黄丸

知柏地黄丸是地黄丸系列中的"异类"，这个要重点说一下。知柏地黄丸是在六味地黄丸的基础上，加了知母和黄柏这两个入肾经的苦寒之品。因为入肾经，所以它们的苦寒之力可以触及很深的层面，去火力量也就很强。知柏地黄丸由此要在阴虚火旺比较严重时使用，具体表现是潮热盗汗，口干咽痛，耳鸣遗精，小便短赤，热象非常明显。

过旺的虚火会伤肾阴，类似火苗太旺时，蜡烛就会不经烧，因此要用知母、黄柏去火，让火苗小一点。这也就提示，这个药不宜久服。

因为过旺的火苗是对物质基础也就是肾阴的消耗，需要去火，但如果过分去火，扑灭了火苗，就等于打压生机。一点火力都没有的人，身体会提前衰老，心理上也会万念俱灰，这就是中医强调的"寒凉直折阳气"，因为知母、黄柏的寒凉之性是非常强的，因此用这个药要见好就收，虚火减轻后，就要减量乃至停药。

补肾阳的金匮肾气丸和济生肾气丸

除了这些补肾阴的中成药，补肾阳的药物也是以六味地黄丸为基础的，因为阴是阳的基础。所谓"阴在内，阳之守也"，如果把生命比作一支燃烧的蜡烛，肾阴是下面的蜡烛，肾阳则是上面的火苗，火苗想燃烧得旺，燃烧时间长，蜡烛必须足量。

因此，补肾阳的经典金匮肾气丸就是六味地黄丸加上桂枝、附子，六味地黄丸补益蜡烛，桂枝、附子挑亮火苗，就是因为有补肾阴的"六味"做底，用桂枝、附子挑亮火苗时，不用担心将蜡烛提前耗尽，金匮肾气丸才敢大展拳脚。

1. 金匮肾气丸

金匮肾气丸针对肾阳这个身体深层的能量不足，肾阳能量不足的具体表现是畏寒肢冷，腰膝酸软，小便不利。"腰为肾之府"，腰部不适大多和中医的"肾"有关。但肾阴虚的腰部不适主要是酸软，肾阳虚的腰部不适则是冷软，冷、发凉是肾阳虚的特异性指征。老年人腰腿怕冷、小便清长就是因为他们肾阳虚了，没火力了，金匮肾气丸可以帮他们振奋肾阳，让火力壮一点。

2. 济生肾气丸

济生肾气丸是在金匮肾气丸的基础上加了牛膝、车前子，也可以说是在六味地黄丸的基础上加了桂枝、附子、牛膝、车前子。在补肾阳的基础上，更清晰地定位在利水上，常用于肾阳不足导致的水湿内停，比如前列腺增生导致的小便不利。

因为有牛膝、车前子，这个药比金匮肾气丸的利尿作用更强，而且这个利尿不同于三金片那种消炎、利尿。三金片是苦寒清热的，适合的是有急性炎症的尿路感染，相当于中医的消炎药，更偏于治标。

济生肾气丸则是通过补阳使阻碍小便排出的增生化掉。因为结石、增生这些有形之物，属于中医的阴，阳气足时是可以化阴的，就像温度升高冰就会融化一样。前列腺增生多发在老年人身上，就是因为老年人阳气虚，肾阳不足了，增生才得以形成，想从根本上改善，只有补肾阳这一条路。

2 "肾，其臭腐"，包含了什么奥秘？

——乌灵胶囊先是补益剂，后是助眠药

乌灵胶囊

药物组成	乌灵菌粉
功 能	补肾健脑，养心安神
主 治	心肾不交所致的失眠、健忘、心烦心悸、神疲乏力、腰膝酸软、头晕耳鸣、少气懒言、脉细或沉无力；神经衰弱见上述症候者

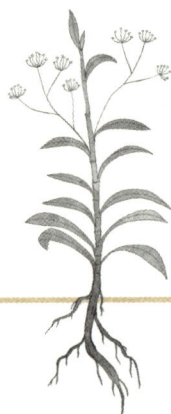

截至 2024 年 8 月，我国已公布的各种疾病的治疗"专家共识"和"诊疗指南"中，有 70 种疾病的治疗用到了乌灵胶囊。

不过，如果看乌灵胶囊的说明书，可能感觉它就是个治失眠的药，其中提及的"心肾不交"，人们既不理解，也很少理会，这就使得我们与一个能触达身体最深层、最好地诠释了中医"肾，其臭腐"的补益剂失之交臂。

为什么发酵是饮食的最高境界？

奶酪、酒、醪糟、腐乳都是发酵而来的。无论是从味道的丰富性，还是对身体的益处来看，发酵都是饮食的最高境界。

因为有益微生物，身体才有生机和活力

为什么发酵是饮食的最高境界？这是因为发酵就是微生物参与了对食物的加工：鱼、肉、奶发酵时，被微生物分解成氨基酸，这就产生了鲜美的味道；粮食发酵时分解出了醇、酚，于是就有了酒香。消化力弱的人，吃死面饼会难受，但吃发面馒头就很舒服，就是因为发面馒头是由酵母菌这种微生物辅助发酵而成的。

微生物包括细菌、真菌、病毒。细菌、真菌中有的是对人有益的，比如部分酵母菌及能治病的药用真菌。人体内益生菌的数量远超细胞的数量，正是因为有这些微小生命的参与，我们的身体才有了生机、活力。

服用过清热中药、抗生素及化疗后的人，大多消化能力很弱，大便清稀没有臭味，因为肠道中的微生物被剿杀了，胃肠道一片死寂。就像《黄帝内经·素问》中说的："澄澈清冷，皆属于寒。"寒就是阳气不足，就是缺

乏生机。

一顿合乎标准的营养餐，必须是"一荤一素一菇"

现在的营养学规定：一顿合乎标准的营养餐，必须是"一荤一素一菇"。其中的菌菇既不是肉类，也不是蔬菜，大部分菌菇不直接长在土壤里，而是寄生在植物或者木质上，靠吸收其他生命的营养为生。

菌菇和酵母菌一样，都是真菌，因此菌菇也和发酵的食物一样，其价值不止于所含的蛋白质、氨基酸，菌菇更能给身体赋能，增加生命的阳气，因为它攫取了另一个生命的能量。这也是药用真菌治病养生的理论基础。

乌灵胶囊 ➡ 珍稀的药用真菌，乌灵参可以有效补肾

除了灵芝、茯苓、马勃、僵蚕、冬虫夏草、银耳这些大家熟悉的药用真菌，还有一个最为神奇的药用真菌，就是乌灵参。

乌灵参是一种长在地下深处白蚁废弃的蚁巢中的黑柄炭角菌的菌丝形成的菌核，属于珍稀的药用真菌。用乌灵参做成的乌灵胶囊，从说明书上看是治疗失眠的，但在药物分类上，乌灵胶囊属于补益剂，而同样助眠的朱砂安神丸只属于安神剂。

这就意味着乌灵胶囊先使身体变强壮，再使失眠得到自然改善。因为乌灵参的生长过程就是众多微小生命参与的过程，由此乌灵参具备了旺盛的生机，所以它可以入肾经，可以补到中医的"肾"这个身体的"根子"。当"根子"茁壮时，包括睡眠在内的各个"枝""叶"都会随之变得茁壮。

中医用药，为什么特别重视归经？

西医治病重视结构，诊断有没有疾病，要借助影像学检查看看有没有增生、结节、肿瘤，如果有，会用手术改变这种病理结构。

中医治病更重视功能和功能产生的能量。中医辨证分寒、热、虚、实，寒和热是衡量能量的，虚和实是衡量功能的，中药也一样。

中药的药性分"升降沉浮"，入脾经、肾经的才有根本之效

中药的药性不仅分衡量能量的"寒热温凉"，还分衡量药物作用方向的"升降沉浮"，而且能量的多少、作用的深浅也是有层次的，这个层次就是中医五脏的划分。

中医的肾是"先天之本"，类似大树的树根，树根的能量要蓄积够，树苗才能发芽破土，而能补到"肾"这个根基层次的，一定要是能量最高的，而且要触达最深处。说到这儿，还必须讲讲中医的归经。

归经就是某种药物对某些脏腑、经络有特殊的亲和作用，能对这些部位的病变精准定位，类似西医的"靶向治疗"。比如，入脾经的药物是瞄准脾这个"后天之本"的，除了可以健脾助消化，还能改善疲劳乏力，这是因

为"脾主肌肉"。

入肾经的药物则针对肾这个"树根"出的所有问题，包括大脑、骨骼、头发及泌尿生殖系统……因为肾在体合骨，生髓，通脑，其华在发，在窍为耳及二阴。

中药的使用，一定要重视归经

女性养生会吃阿胶、燕窝、银耳，吃阿胶的人可能会有月经延迟或提前的变化，但吃银耳、燕窝的人没有，这是因为银耳、燕窝入肺、肾经，而阿胶入肺、肾、肝经。

"肝藏血"，吃了阿胶后月经之所以发生变化，是因为阿胶入肝经，精准地到达肝血这个"血库"。有句唐诗说"暗服阿胶不肯道，却说生来为君容"，写的是杨贵妃，旁人惊讶于她的美貌，想知道有什么秘诀，杨贵妃却说她天生就是为皇帝长的。其实，她一直在暗地里吃阿胶。

只有补血，才能保住女人的"红颜"，银耳、燕窝对月经没有影响，也不能指望它们补血，因为它们不入肝经，作用不到肝这个"血库"，否则也会像阿胶一样被载入史册了。由此提示：中药的使用，一定要重视归经，非此不能使药效精准发挥。

"肾，其臭腐"包含了什么奥秘？

入肾经的补药有很多，含下面这几个种类药物的补肾药，效果才会更好：根子类、种子类、寄生类及腐生类的药物。

根子类、种子类、寄生类和腐生类药物都可补肾，其中以腐生类的最能化腐朽为神奇

根子扎根土壤，就算枝叶脱落，根子也照样吸收营养，所以根子类药物比枝叶类药物要厚重，能量要更高。中医补肾用的山药、熟地黄、黄精都是根子。

接下来是种子，种子相当于人的受精卵甚至胚胎，已经是一个微小的生命了。种子蕴含的能量也是整个植物中最高的，非此不可能长出一棵植物，中医补肾名方五子衍宗丸就是由五个种子类药物组成。

更高级的就是寄生类的药物，菟丝子、锁阳、桑寄生、肉苁蓉等补肾药都是寄生类的。肉苁蓉寄生在沙漠梭梭树的根子上，而梭梭树是荒漠中极具代表性的耐旱植物之一，肉苁蓉寄生在它的根子上，可见其攫取能力之强，所以肉苁蓉也被称为"不上火的鹿茸"。

比寄生类更高级也更神奇的就是腐生类了，比如冬虫夏草。冬虫夏草是冬虫夏草菌寄居在蝙蝠蛾的幼虫上，以幼虫的内脏为食，然后从幼虫体内长出来，在地面上形成细长的菌柄，也就是"虫草"。但是冬虫夏草菌在寄生阶段以活的幼虫内脏为食，所以是寄生兼腐生的，而乌灵参是纯粹的腐生类真菌。

乌灵参生存在废弃的白蚁窝中，在没有任何优质食物的情况下变废为宝、绝处逢生。如果说肉苁蓉、冬虫夏草这种补肾药，是"化神奇为神奇"的话，乌灵参则是"化腐朽为神奇"，而这正是"肾，其臭腐"的原理所在。

"臭"是气味的意思，中医的五脏对应着五种气味：臊入肝，焦入心，香气入脾，腥气入肺，腐入肾。"腐"是腐败、变质之意，之所以会变质，是因为有微生物参与，腐生与前面说的发酵是同一个原理：都有新生命的加持，发酵及腐生的价值不仅是有营养，而且包含了生命力这个无法被西医长于结构的医学衡量的东西。

乌灵胶囊 ➡ 是能触达"肾"这个身体最深处根基的补益剂

像乌灵参这样神奇的"出身"，得有多旺盛的生命力才能将白蚁废弃巢穴中的糟粕"化为神奇"呢？有如此强壮生命力的药物，才可能触达"肾"这个身体最深的根基。乌灵参入药，也充分体现了中医重视功能及由功能产生能量的特点，因为只有功能和能量，才是生命活力的保证，具体到大脑，就是"脑效能"。

在全国"脑健康"学术会上，与会专家提出了乌灵胶囊可以提升"脑效能"的新概念。"脑效能"就是大脑加工处理信息的效率和效果，包括认知功能、情绪和意志力、身体机能、社会参与及协同发挥作用的能力。

通俗地讲，正常的"脑效能"能保证你的"脑子好用"。因为"脑效能"既有"效"，又有"能"；既包括了大脑的功能，还包括了这些功能实施时的能量保证。乌灵胶囊之所以能提升"脑效能"，是因为它是入肾经的补益剂，通过给大脑赋能来保证大脑的功能，中医讲"肾生髓，脑为髓海"，脑肾是同源的，补肾就是在补脑。

为什么现在失眠的人越来越多？

现在的失眠有年轻化的趋势。按常理讲，人上了年纪，会慢慢变得觉少，睡眠质量也变差。可是，为什么年轻人提前有失眠困扰了呢？根本原因是年轻人的精神压力太大。

负责维持神经稳定的 GABA 决定睡眠质量

神经是兴奋性与抑制性轮流值守的：白天，神经兴奋性高，人是清醒甚至是兴奋的；晚上，抑制性神经接班，人进入抑制状态而入睡。在整个过程中，"神经递质"非常重要，它负责传递神经信号。

当睡眠、情绪平静的神经信号传导全一个神经细胞时，细胞中的"神经递质"就释放出来，下一个神经细胞接受了这个"神经递质"，睡觉、情绪平静的神经信号就传到了这个神经细胞……

不同的"神经递质"传递不同的神经信号，决定睡眠的"神经递质"是 γ-氨基丁酸（GABA），它可以降低神经细胞发信号的频率，从而降低兴奋性，稳定情绪，帮助睡眠，是负责维持神经稳定的。

随着年龄增长和精神压力增加，GABA 要不断地出来维持神经稳定，也就不断被消耗。当其含量降低时，神经稳定性就降低了，人就会失眠、焦虑、不安、抑郁，情绪就不稳定了。

乌灵参 ➡ 相当于 GABA 的增效剂

GABA 是身体原本就该有的物质，不是药。有观点认为现在国际医学界最安全的助眠办法就是合理地补充 GABA。有意思的是，菌菇类富含 GABA，菌菇和乌灵参都属于真菌，它们是同一类。

现代药理研究显示：乌灵胶囊可以提高血脑屏障对 GABA 的通透性，有效增加脑内 GABA 的合成，以及 GABA 与受体的结合活性，由此使神经细胞发挥镇静、抗焦虑、助眠及保护大脑的作用，也就是说乌灵参相当于 GABA 的增效剂。

从中医角度讲，"阳入于阴则寐"，这个阳是心神，这个阴则是肾阴、肾水。睡眠时，肾阴、肾水能接收心神，心肾相交，阴阳平衡了，人也就安眠了。

现在失眠的人增多，一方面是因为心神太亢奋，到了晚上也不肯"回家"，肾阴想收也收不了，精神压力大的人，心神一直游荡在外而心肾不交；另一方面是因为肾阴虚，这多见于上了年纪或者长期受压力、疾病消耗的人，肾阴被耗虚了，因为肾水不足以接收心神而心肾不交。

乌灵胶囊 ➡ 可以兼顾心和肾两个脏腑，把心气补足

美国罗切斯特大学医学中心（URMC）的一项研究发表在国际著名期刊《科学》上，这个研究表明：脑部的类淋巴系统可以泵送脑脊髓液去冲洗大脑中的废物，其中包括导致痴呆的 β-淀粉样蛋白，这些废物被冲入血

液循环系统，最终流到肝脏被解毒。

在白天清醒的状态下，大脑需要给身体各个器官组织发号施令，没有多余的能量，只有在睡眠时，身心的运动都减少甚至停止，大脑得以有能量去开启这个"清洁系统"。因此，好的睡眠不仅可以保证脑细胞的及时修复，还可以帮助大脑清除导致痴呆的废物，由此维持正常的"脑效能"而预防痴呆。相反，长期失眠则可以降低"脑效能"，诱发痴呆。

包括脑脊液在内的体液，都属于中医的"阴"。阴虚时，脑脊液的分泌不足，由此影响睡眠及睡眠过程中对脑中废物的清除，这就是中医的心肾不交。乌灵胶囊既入肾经又入心经，可以兼顾心和肾两个脏腑，使心肾相交。

中医的心是"君主之官，神明出焉"，这个"心"包括有形之心，就是心脏，还包括无形之心，就是大脑神经细胞。乌灵参入心经，意味着其可以补心气，增强心脏功能。心脏是身体的"发动机"，心脏功能强，才能把气血运送到全身。

我一个朋友的父亲患了脑血栓，出院后身体逐渐恢复，但性格变得孤僻，而且总是没精神，吃乌灵胶囊之后的第一个变化就是"吵架的声都大了"，逐渐愿意和儿女聊大，这就是乌灵胶囊作为补益剂的价值体现，因为它入心经，把人的心气补足了。

我还有个朋友曾经是晨报记者。晨报都是早上出报，为此她必须夜里写稿，常年熬夜后落下失眠的毛病，导致她每天必须服用两片思诺思加两片左匹克隆片才能入睡，结果导致第二天浑浑噩噩的。她连续吃了一周乌灵胶囊，终于舍弃吃了多年的思诺思，就算目前睡眠质量仍未达标，但至少早上有精神头儿了。

因为西医的安眠药是抑制性的，长期服用就是在打击"脑效能"，就算前一晚依靠药物睡着了，第二天人依然精神萎靡，思考费力，因为人的"脑效能"被抑制了。而乌灵参入心经，既提升了心脏的泵血能力，还改善了大脑神经细胞这个无形之心的功能，使"脑效能"正常发挥。

情绪问题不是心理问题，而是身体问题

心肾不交除了会引起失眠，还会导致健忘、心悸心烦、神疲乏力、腰膝酸软、头晕耳鸣、少气懒言，以上这些症状也是乌灵胶囊的主治。

其中的失眠、心悸心烦是心的问题，是心阳偏亢、心神不宁导致的。健忘、腰膝酸软、头晕耳鸣则是典型的肾阴虚、肾精虚，甚至是"老年痴呆"的前兆，因为痴呆、"脑效能"下降，就是中医所说的"髓海空虚"。

身体功能强，能量充足，"脑效能"自然随之提升

大脑是"耗能大户"，虽然其重量只有体重的百分之二左右，但能量消耗占全身能耗的四分之一左右，而且，决定我们记忆思维的人脑皮层，接受供能的优先级较低。这就意味着，如果能量供不上，最先受影响的就是智力、记忆力，痴呆也就因此发生。

人类的大脑分三层，最早发展的是"原始脑"，就是脑干，负责呼吸、心跳、体温调节，是对外界刺激快速反应的中心。随后形成的是"情智脑"，就是大脑的"边缘系统"，负责情感和直觉，对环境做出适应性反应。最后形成的是最高级的"理智脑"，就是大脑皮层，思维、意志力靠的就是

这里。《黄帝内经·素问》中说"肾者，作强之官，伎巧出焉"，"伎巧"指"技巧"，指的就是"理智脑"的精细思维功能。

呼吸、心跳、体温是生存的基础，我们摄取的能量先要保证这些功能的正常运作，非此不能维持生命。之后，还要满足情绪波动的消耗才能顾及"理智脑"。人之所以会被"吓傻"，被"气蒙"，就是因为危险来临时的"原始脑"和生气时的"情绪脑"都会抢先分走"理智脑"的供能，由此影响了思维判断。

临危不乱、"遇大事有静气"的人，一定不会是体弱多病的，他们一定有很好的"脑效能"，非此不能保证大脑皮层的供能，这也是乌灵胶囊的主治里有"神疲乏力，少气懒言"的原因，这两个病状就是身体功能弱、能量不足的表现，它们的改善意味着身体的功能提升，能量充足，"脑效能"自然会随之提升。

病弱的身体一定会影响情绪，要用补益药

情绪异常在当下是常事，但很多情绪问题不是心理问题，而是身体问题。病弱的身体一定会影响情绪，这一点，我们可以从疼痛的传导上得到启示。

疼痛是身体出问题时最直接的感觉，会直接影响情绪。很多有负面情绪的人，总是抱怨这儿痛那儿痛，甚至会"无病呻吟"，其实，他们是体质虚了，不是"无病呻吟"，而是"因虚呻吟"。

人体传递疼痛的神经有两个系统：一个较为原始，负责传递慢性的疼痛；另一个在进化层面上较晚出现，可抑制这种疼痛信号的传递，相当于人体自带的"止痛系统"。

上了年纪或者身体虚弱时，这种自带的"止痛系统"逐渐失去功能，能传递疼痛的低级神经就成了主导，因而慢性的、弥漫性的疼痛开始出现，身体对疼痛的敏感度也随之升高。身体好的时候、年轻的时候感受不到的疼痛，这时候就感受到了，由此就会影响情绪。

这种长期的、查不出原因又影响身体感受的疼痛，中医辨证为"不荣则痛"，是气血虚不能濡养导致的疼痛。此时，要用补益药治疗，代表方就是《伤寒论》的桂枝新加汤。桂枝新加汤是在桂枝汤的基础上加了人参，增加的是补益的力度。这个方子不是止疼的，而是通过增强体质来增加身体耐受性的，这个道理与乌灵胶囊治疗失眠的道理是一样的：通过体质的增强让睡眠自行恢复。这也再次提示：不要把乌灵胶囊当作简单的安眠药，它是补益剂。通过补益、改善体力而加持脑力，"脑效能"充分提升后，睡眠、情绪、记忆、智力恢复正常则是水到渠成的事。

能安眠的乌灵胶囊为什么还能改善生殖能力？

在我国已公布的疾病治疗的"专家共识"和"用药指南"中，有 70 个"共识"和"指南"中都用到了乌灵胶囊，主要围绕着改善睡眠，稳定情绪，等等。除此之外，很多医生有他们自己的临床收获：乌灵胶囊能改善性功能。

当自身健康受到威胁时，生殖机能会率先被甩掉

虽然乌灵胶囊能改善性功能这一条没写在说明书上，但从中医理论讲，是完全合理的，因为"肾藏精，主生殖"。

任何物种的生存只有两个目的：让自己活着，让后代活着，由此保证物种延续。当自身健康受到威胁时，生殖机能会率先被甩掉，正所谓"留得青山在，才能有柴烧"。

当女性体内脂肪少于体重的百分之十时，月经可能会停止，因为体脂少于百分之十，意味着能量断供，为了活下去，身体马上通过停经的方式节能，停掉生殖的机能。

男性的精子是由睾丸不断产生的，身体受伤或者生病很重时，睾丸的

105

生精功能会马上停止。待身体恢复后，睾丸才会再次生精。有位中医肿瘤专家发现，一些原本住院治疗效果很好的癌症病人，春节放假再回到医院，病情就加重了，这是因为他们回家有了性生活，他们自身原本不足的气血，因为生殖的"分流"而变弱了。因此，中医养生治病特别强调"节欲"，因为任何欲念都会消耗能量，而生殖的欲念又是最强的，也是耗能最多的。

脑为髓海 ➡ **欲望过度也会导致"髓海空虚"和"脑效能"不足**

历史上有"风流死"，即吃"春药"致死的传说，其中确有合乎医理之处，无非是用生殖来抢夺自身的生命资源，可谓为了"柴草"忽略了"青山"。曾经有个考研的学生咨询，他上大学时经常手淫，当时也没觉得有什么影响，考研需要高度用脑时发现不能长时间思考。其中的原因很简单：生殖之精抢夺了生命之精，因为"脑为髓海""肾生髓"，过度的欲望会消耗肾精，肾虚导致"髓海空虚"和"脑效能"不足，才会在思考时注意力无法长时间集中。

由此说明，要想生殖机能正常，自身必须先健康。身体不好，也就不太可能有正常的生殖机能。乌灵胶囊之所以有改善性功能的作用，是因为它能补到肾这个"树根"，先使树根强壮，作为"枝叶"之一的生殖机能自然受益，这有点"买一送一"的意思。

3 五苓散是中医"利水第一方"

——五苓胶囊是治好了尿崩症的利尿药

五苓胶囊

药物组成	泽泻、茯苓、猪苓、肉桂、白术（炒）
功　能	温阳化气，利湿行水
主　治	治疗阳不化气、水湿内停所致的水肿，症见小便不利、水肿腹胀、呕逆泄泻、渴不思饮

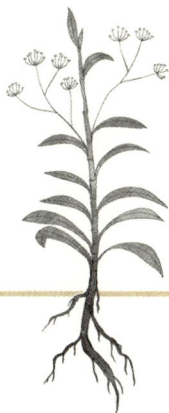

　　如果看药品说明书，五苓胶囊一定会被当作利尿药来用，因为它治疗的第一条就是"小便不利"。不过，这个"小便不利"不只是指小便少，尿不出来，还包括小便多，止不住。

　　五苓胶囊出自《伤寒论》的五苓散，两者的区别是五苓散中用的是桂枝，五苓胶囊中用的是肉桂，后世研究考证说，《伤寒论》中的桂枝就是现在的肉桂。

　　五苓散有"千年利水第一方"的名号，但要注意：利水不等于利尿！利水意味着可以治疗水液代谢失调引出的诸多病状，这就不局限于小便、泌尿系统了，应该从小便上升到水液代谢这个层面。新冠疫情时期，国家推出的清肺排毒汤可以逆转"大白肺"，方中就包含了五苓散，这些都不是仅仅看说明书就能体会到的。

"小便不利"有几个意思?

五苓胶囊说明书的第一条是治疗"小便不利",但是偏偏有中医用它治好了"小便过利"。

五苓散 ➡ 这个利尿药竟然治好了尿崩症

就此先讲一件真事。多年前,我上大学时的师兄被派到非洲做医疗支援。在那儿,他遇到一位身材臃肿的非洲妇女,她得了尿崩症,症状严重到几乎整天都要坐在马桶上,不敢离开半分。

如果看西医,医生一般会在脑垂体上找原因,这是因为尿崩症多属于内分泌性的疾病。

然而,这位女性所处地区的医疗条件很差,她没有接受西医治疗的机会。针对她的病症,我师兄给她开了五苓散。当时,旁边的人担心地问:"现在都已经尿成这样了,再吃利尿药,还能站起来吗?"结果,就是这个利尿药治好了她的尿崩症。

因为五苓散治疗的"小便不利"是小便不正常,既可以是尿不出来,无尿可尿,也可以是止不住尿,尿量过多。后者包括了西医所说的尿崩症,虽然这两种病状迥异，但是从中医的角度讲，都是因为身体对水的"气化不利"，就是身体运化水的能力失常导致的结果。

就此，我们看看《伤寒论》中五苓散的原文："太阳病，发汗后，大汗出，胃中干，烦躁不得眠，欲得饮水者，少少与饮之，令胃气和则愈。若脉浮，小便不利，微热消渴者，与五苓散主之。"

病状围绕着出汗、口渴、饮水、小便这一系列水液代谢的环节，每个环节都要借助气化的作用，一旦气化不利，身体里的水就可能分布不均，有的地方是洪水泛滥，有的地方则是无水干旱。因此，在有经验的中医手中，五苓散可用来治疗出汗多、小便多，也可以治疗口渴难耐、小便过少。如果仅仅把它当利尿药用，实在辜负了这个名方。

五苓散 ➡ 可改善水的气化不利，这正是五苓散的用武之地

"气"是中医中独有的概念，类似于身体的功能，以及由功能产生的能量。"气化"就是给无生命的东西赋能，使静止的东西动起来，具体到水，就是将有形之水，化为无形之气。

冬天的时候，窗户上会有冰窗花，那是温暖的房间内的水汽遇到了窗边的低温导致的结果，因为温度低而由无形变为有形了。这就提示：气化是需要温度和能量保证的，这就是阳气。一旦阳气虚，无形之气就要变有形，就要形成水湿，水湿停滞类似于身体里发"洪水"了。

自然界中，如果没有太阳的蒸化，洪水就不能蒸发，只能靠泄洪这一条路。身体也一样，阳气虚时水湿不能蒸化，停滞在身体里，只能靠小便多、尿崩来"泄洪"。如果"泄洪"之路不通，洪水就会泛滥，身体浮肿甚至腹水就是水湿泛滥的结果。一个是尿不尽，一个是尿不出，但根源都是

身体不能蒸化洪水，病状相反，但病理是同一个，药物自然也是同一个，这就是五苓散的用武之地。

五苓散中的猪苓、茯苓、泽泻淡渗利湿，负责"泄洪"，桂枝和白术温阳、补肾、健脾，负责把水蒸化为气，合力而为，便使停在身体中的水有了两条路：一条是从小便排出，这就是其利尿作用；另一条是从体表蒸化，这就是其止尿作用。这也只是五苓散的作用之一，因为人体百分之七十左右都是水，水的气化不利，还可以有其他很多表现。

为什么晒后背能减肥？

去年夏天的时候，有新闻报道说，广东佛山的一名女子，从夏天开始，每天在自家楼顶晒后背半小时，十天之间减重 4 斤，不仅身体变得紧致，"连眼神都变得清澈了……"

这条新闻引来众多关注，其中不乏"不要盲目追风"的提醒，显然暗含了对"晒后背能减肥"的质疑。

晒后背相当于在吃五苓散

如果你能理解中医理论，就会懂得晒后背的减肥效果完全是在情理之中的。因为晒后背是在补充阳气、增加膀胱经的气化作用，一旦有了足够的阳气，就能将有形的水湿蒸化为无形的气。这个人减掉的那 4 斤肉，其实是"注水肉"，其中有很多水湿。因此，可以说晒后背相当于在吃五苓散。

后背有两条重要的阳经：一条是督脉，"总督一身之阳气"，督脉决定了身体阳气的强弱，所以后背发冷就是阳气虚的表现，晒后背可以给督脉补充能量，这就是中医"冬病夏治"的办法之一。另一条则是足太阳膀胱经，是全身最长的一条经络，这条经络在晒后背减肥去除水湿的过程中，举足轻重。

《黄帝内经·素问》中说："膀胱者，州都之官，津液藏焉，气化则能出矣。"我们饮食中的水，不仅要被身体吸收利用，还要通过小便、皮肤排泄出去，这些靠的都是"气化"。

"气化则能出"的"膀胱"，不是西医学上储存尿液的那个实体的膀胱，那个实体的膀胱在《黄帝内经》等经典著作中被称为"尿脬"。"尿脬"只是个容器，没有气化功能，能气化的膀胱指的不是结构上的膀胱，而是功能上的。

因此，气化也就包括全身的水液利用和代谢能力。晒后背时，阳光直接给督脉、膀胱经供能，阳气充盈了，自然有了蒸化水的能力。当"湿胖"者体内的水被蒸化掉时，人自然就变瘦、变紧致了。

五苓胶囊 ➡ 也应该是"湿胖"之人的减肥药

晒后背与吃五苓散的原理很像，关键就在五苓散中的桂枝上。

桂枝入心经，可以温通心阳，就像给身体加了个"小太阳"；同时，桂枝又入膀胱经，可以增加气化能力，就此打开了毛孔、小便等全身的水液通道，再配合能淡渗利湿的茯苓、猪苓、泽泻，水湿的排出就更高效，从这个意义上说，五苓胶囊也应该是"湿胖"之人的减肥药。

古人晒后背是在三伏天的巳、午、未时，也就是上午九点到下午三点，但是现在夏天的温度远高于过去，所以最好在上午八点到十点，和下午的四点到五点进行，避免中暑。

晒后背时要注意给面部遮阳，同时不要晒到浑身大汗，而是微微汗出即可。因为微微汗出时，心阳被鼓动，寒湿被蒸化。如果是大汗淋漓就要伤心阳了，这也是五苓散用桂枝而不是用麻黄来蒸化水湿的原因。桂枝引起的微微汗出，是身体通过出汗减少循环血量，就此给心脏减负，这正符合桂枝入心经、护心阳的特点。

喝水不解渴，不一定就是阴虚

曾经有个咨询者，家住深圳，女性，四十岁左右，有严重的口渴问题。她每天都在超量喝水，但是喝了就尿，一点都不解渴，尤其到了晚上，情况更甚。如果这一天很累，晚上就会更渴。她的舌头颜色很淡，而且胖大。

最开始，我建议她试试参苓白术丸。吃了几天后，确实有效，但很快整个人的状态又回去了。于是，我让她改用五苓胶囊，结果效果很明显，几天后她就没有严重口渴的问题了。就算忙了一整天，晚上口渴会加重，但整个人的状态比之前强了好多。她看着五苓胶囊的说明书问我："上面写的是'渴不思饮'，我是思饮，为什么也能管用？"

养阴无效，不是真的缺水，而是身体缺用水的能力

就像前面的"尿不出"和"尿不尽"，这两种迥异的病状起因是同一个，"口渴不思饮"和"饮而不解渴"，机理也是同一个：都是身体没有将水化为气的能力，水不能化气就会以水湿的形式停滞在身体里，相当于身体里发了"洪水"。

为了"减负"，身体只能本能地少喝水，这时就会"渴不思饮"。身体里

的"洪水"是不能被利用的，甚至会扼杀生机，就像洪水泛滥的地方，植被因为无法呼吸被淹死。当水湿蓄积在体内，功能被压制，有水但不能用时，自然就会"饮而不解渴"。

因此，《伤寒论》中关于五苓散的原文有一条："其人渴而口燥烦、小便不利者，五苓散主之。"这种"渴而口燥烦"，就是饮水不解渴。然而，人们一般将"饮而不解渴"归结为阴虚，而阴虚的人除了口渴，往往是干瘦的，尤其是舌质，也会干瘦少津，这种口渴用养阴的药物或者食物就能缓解。

之前提到的那位咨询者之所以养阴无效，是因为她不是真的缺水，而是身体缺用水的能力，也就是阳气虚。经过一天的消耗，阳气到晚上是虚弱的，更不能蒸化水液，口渴在晚上自然会加重。

对她来说，参苓白术丸之所以会逐渐无效，是因为她还有心阳虚的问题，这种人往往是很少运动的，心脏从没锻炼过，或者心脏之前有过损伤。

水饮停滞时，必须补心气，身体才能利用好水

我们喝进来的水，是要进入血液循环的，心脏搏动就是为了推动血液循环。心肌力量强，收缩射血时，心室里的血液就能排空彻底，静脉内的血液回流到心脏也就顺利，这样的血液循环就通畅。

如果心肌收缩、舒张时都无力，血液循环不畅，血液潴留在局部的时间长，血液中的水分就会渗透到组织中、皮肤下，人站久了会腿脚肿，就是这个原因。平时经常运动、肌肉力量强、心脏功能好的人，站立同样的时间，他们的腿脚就不容易肿。

血液中的水沉积在组织中，就形成了中医说的"水饮"，这样的水是无

法被身体利用的，沉积得越多，身体越缺水，口渴越严重。要减轻这样的口渴，不能靠多喝水，因为过多地饮水，会使血液循环量升高，加重心脏负担，水液潴留更明显，甚至会越喝越渴。这种情况必须补心气，让血液能顺利回流到心脏，减少水湿停滞。只有这样，身体才能利用好水，口渴才会减轻。

五苓散之所以对这种口渴有效，就是因为五苓散的桂枝。桂枝可以振奋心阳，直接作用于心脏，帮助血液顺利回流到心脏，减轻血液回流慢导致的水饮停滞。当水能被蒸化为气为身体所用时，一方面口渴得到缓解，另一方面心脏负担减轻，人也不那么累了。

参苓白术丸之所以效果差一些，是因为它主攻的是脾。没有入心经的药物，对心脏功能无补，所以更适合用于单纯因为脾虚不能运化水的喝水不解渴。

由此，也和大家说说心脏与水液代谢的关系，这是被很多人忽略的。很多人有夜尿多的毛病，特别是上了年纪的人。夜尿多不仅会影响睡眠，老年人还会因为起夜增加摔倒风险。药店里有三个可以改善夜尿的中成药：五苓胶囊、五子衍宗丸、缩泉丸，它们针对的是不同原因导致的夜尿多，该怎么选呢？下一个小节会逐一详细分析。

五苓胶囊、五子衍宗丸、缩泉丸，夜尿多该选哪一个？

人躺下时，肾脏的血流量比站立时多，肾脏对血液的滤过量加大，尿量也就随之增加。如果一个人心功能弱，喝进来的水白天因为血液回流心脏不畅而更多地沉积在下肢、腹部，躺下之后，这些水液从原来的沉积处回到血液中，水液重新分布，流经肾脏的水分增加。在以上两个原因作用之下，夜尿多就此发生。

五苓胶囊和五子衍宗丸的补益差异

夜尿多少与心脏功能有关。心脏功能越差，白天存留在下肢、腹部的水越多，躺下后尿也越多。如果严重到心功能不足甚至衰竭，还会很容易疲累，动则心慌气喘，同时后背怕冷。这些都是心阳虚的表现，治疗这样的夜尿，五苓胶囊是最好的选择，因为其中的桂枝可以温补心阳。

五子衍宗丸就没有补助心阳的作用，它由五个补肾的药物的种子构成，即枸杞子、菟丝子、覆盆子、五味子、车前子。种子是一棵植物能量最集中的部位，因为种子在未来要发育成一棵植物，所以，种子的补肾力量最强。

五子衍宗丸是比六味地黄丸更平和的滋补肾精的药，肾虚精亏导致的阳痿不育、遗精早泄、腰痛都可以用，因为夜尿的发生也出于肾虚，所以也用它改善夜尿多的症状。

只有通过补肾，才能减轻夜尿

中医的肾是主水的，肾虚就是衰老的表现。肾虚时，身体就会"漏水"，像多尿、夜尿、出汗多，包括口水过多等"漏水"的表现，都是肾虚不能固摄的结果，也是人体衰老的表现，夜尿是人体衰老的突出表现。

肾脏对水有"重吸收"功能，身体要通过这最后一道浓缩环节留住水，肾脏的这个功能在人体衰老或者被疾病消耗后，会最先衰退。因此，老年人夜尿多，慢性消耗性疾病导致肾虚的人也会夜尿多，特别是糖尿病患者。因为糖尿病对肾脏损伤最严重，肾脏的"重吸收"功能会受影响，经过肾脏的水缺少了浓缩环节，小便就会增多，包括一些年纪尚轻者，虽然没有糖尿病，夜尿也会多，这种人一定很少运动，阳气很弱，他们的夜尿多，就属于未老先衰了。

缩泉丸由山药、益智仁、乌药三味药组成，也是通过补肾减少夜尿，它比五子衍宗丸的性质要温一点，适合除了夜尿多，腰膝还会怕冷发凉的人。如果说五子衍宗丸主要是补肾阴、补肾精的话，缩泉丸还有温补肾阳的作用，这种夜尿多的人，肤色也偏白甚至是㿠白的，这是身体缺乏阳气、不能浓缩水液的表现。

除了心气虚、肾虚导致的夜尿多，还有一种夜尿多的起因是心神不宁，这种人起夜是因为他们睡得不实，膀胱稍微有点尿就能感受到，虽然起夜次数多，但每次的尿量不多，尿量不多意味着肾的浓缩功能还没受影响。这种夜尿问题要从安神的角度处理，不是吃补肾药可以解决的，简单地讲，这种人只要睡好了，夜尿就少了。

治疗新冠病毒感染的清肺排毒汤，为什么含五苓散？

新冠疫情初期，很多人因为"大白肺"而死亡。后来发现，这些人的小气道里，有大量灰白色的黏液。这些黏液在 X 射线照射下就显示出了"白肺"。

虽然肺里充满黏液，是不缺水的，但这些人的病状却是干咳无痰。究其原因，一方面是水液停在身体里，另一方面是身体无水可用，这就是寒湿的特点，中医辨证新冠病毒感染为"寒湿疫"。

清肺排毒汤 ➡ 用了五苓散是其妙处所在

有效救治了"大白肺"的清肺排毒汤，就是在这个理论基础上诞生的。从 2020 年的《新型冠状病毒肺炎诊疗方案（试行第七版）》到 2022 年的第九版，清肺排毒汤一直被写在诊疗方案中，最终成为新冠病毒感染者治疗中唯一一个治疗轻型、普通型、重型、危重型感染者的通用方剂。

清肺排毒汤由麻杏石甘汤、射干麻黄汤、小柴胡汤、五苓散合方而成，其中的麻杏石甘汤是清肺平喘的，射干麻黄汤是温肺化痰的，小柴胡汤是清解入少阳之邪的。

　　这三个方子都和肺系有直接关系，用它们比较容易理解，唯独五苓散比较令人意外。很多人想不出用五苓散的原因，这是因为五苓散在很多人眼中是"利尿药"，"利尿"与肺部感染和"大白肺"似乎搭不上关系，而这恰恰就是清肺排毒汤之妙，也是五苓散之妙。

五苓散 ➡ 可温补阳气，将寒湿点化为气

　　蓄积在肺泡中影响呼吸的黏液，就是寒湿，之所以能形成，就是因为阳气太虚，不能及时点化它们，不能化有形为无形。当寒湿不能被点化，蓄积在肺里时，就形成了"大白肺"。此外，水以寒湿的形式存在，是不能为身体所用的，呼吸道因此处于缺水状态，所以才会干咳无痰。

　　虽然"大白肺"是在肺这个局部，但它和尿崩症怎么喝都不解渴的形成机理是同一个：都是身体不会用水，缺乏气化的能力。当用五苓散温补阳气时，阳气足了，便可以将寒湿点化为气。将有形的寒湿变为无形的气，既消除了黏液，消除了"大白肺"，又将寒湿"变废为宝"，呼吸道有了津液的滋润，痰就容易排出了。

　　治疗肺部感染时能想到五苓散这个方子，是因为中医对新冠病毒感染所致的"大白肺"进行了微观辨证。虽然"大白肺"是个西医病状，但完全可以用中医理论去驾驭，就此产生比西医更好的治疗效果，这需要很深的中医造诣。如果按照一般人对中医的理解，肺里有炎症，又发热咳嗽，那肯定要用大剂清肺解毒药，就会进一步直折阳气，寒湿更无法蒸化，最后只会导致不治。

　　就此也再次提示了五苓散的适应证远比说明书中所示的要广，很多有经验的中医，还会用五苓散治疗脱发，这是因为很多人之所以脱发，是因

为发根"扎"在水湿中，不能吸收营养，就算吃了补肾药物，有水湿阻遏，药物也不能被吸收；还可以用五苓散治疗鼻炎，因为气化不利时，水液不循常道，鼻涕多就是"水入歧途""洪水泛滥"的结果……

有句话说"眼界决定格局"，对中成药的使用也是同样的道理：你对药物的理解越深，药物的使用范围就越广。很多人之所以把五苓散局限在利尿这一个问题上，是因为他没能打通小便不利、尿崩、大白肺、脱发、鼻炎的共同底层逻辑——阳虚，水液气化不利。

4 这个能治前列腺的药，女性也能用

——前列舒丸阴阳转化的典范

前列舒丸

药物组成 熟地黄、薏苡仁、冬瓜子、山茱萸、山药、牡丹皮、苍术、桃仁、泽泻、茯苓、桂枝、附子（制）、韭菜子、淫羊藿、甘草

功　能 扶正固本，益肾利尿

主　治 肾虚所致的淋证，症见尿频、尿急、排尿滴沥不尽；慢性前列腺炎及前列腺增生症见上述症候者

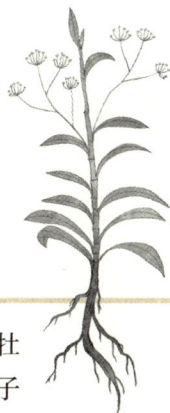

　　前列舒丸，一看名字就知道针对的是前列腺问题，这在中老年男性中最为常见。为什么现在前列腺增生的人越来越多？这个药给出了答案，而它也是众多治疗前列腺的中成药中，最符合中医理论的一个，并且包含了济生肾气丸和桂枝茯苓丸的方意。

增生、肥胖的本质都是虚，必须使用补肾的温性药物

前列腺增生与各种增生肥胖，甚至癌肿一样，都是局部组织异常导致变"胖"的结果——增生是多出来的纤维组织，肥胖是多出来的脂肪。纤维组织和脂肪都属于中医说的"阴"，当阳虚无力化阴时，它们就会蓄积起来，就像水雾本身是无形的，当天气变冷，气温下降时，水雾就会凝结成冰。

身体阳气虚时，身体是冷的，无形就会变有形。因此，增生、肥胖的本质都是虚，这也就给出了治疗前列腺增生的一个选药原则：如果这个药物中只含有清热利尿药，比如金钱草、通草、车前子等，这个药只能治标，要想消除炎症，从根本解决，必须有补肾的温性药物，前列舒丸就有此效。

之前坊间曾有传说，吃乌鸡白凤丸可以减轻前列腺增生，这是有一定道理的。乌鸡白凤丸不仅有乌鸡、熟地黄这些补阴的"静药"，更有人参、黄芪、川芎、香附这些补气行血的温性的"动药"。"静药"属阴，"动药"属阳，"动药"激活"静药"，即可点阴为阳。现代研究也早就提示：乌鸡白凤丸可以改善男性精液不能液化的问题，精液的液化也是点阴为阳的体现。

比乌鸡白凤丸更适合前列腺增生患者的药物则是济生肾气丸，济生肾气丸的方子就包含在前列舒丸中，由熟地黄、山茱萸、牡丹皮、山药、茯苓、泽泻、肉桂、附子、牛膝、车前子组成，是在六味地黄丸的基础上，

加了对症的车前子、牛膝利尿。更重要的是，还加了温阳的附子、肉桂，它们才是消除前列腺增生的关键。

中药抗衰老，也讲究全身的"点阴为阳"

我认识很多"国医大师"，在谈及什么中药适合抗衰老时，他们都提到了六味地黄丸，因为六味地黄丸是补阴经典，可以给身体夯实根基。而且六味地黄丸最早是儿科用药，是宋代名医钱乙专门给出生发育迟缓的孩子定制的，所以性质非常平和。

在说到六味地黄丸时，"国医大师"们还会提及金匮肾气丸，建议将这两种药间隔服用，比如每周吃三四天六味地黄丸，吃一两天金匮肾气丸，出于保健而不是治疗目的，每天只吃治疗量的三分之一到二分之一即可。

金匮肾气丸在六味地黄丸的基础上加了附子、肉桂，用它们是为了点化六味地黄丸补进来的阴，使阴能为身体所用。这与济生肾气丸治疗前列腺增生的原理是一样的：治增生是局部的"点阴为阳"，抗衰老是全身的"点阴为阳"。

前列舒丸 ➡ 可以温阳利水，也可以活血化瘀

人活着，阳气最重要，特别是现在，补阴补血之物在生活中是不缺甚至是过剩的，只有及时将它们转化为阳，才能达到养生的目的，否则补进来的阴血、吃进来的营养就会成为致病因素，肥胖、结石、增生、癌肿就是后果，中医称之为"阴实则死"。

附子、肉桂比乌鸡白凤丸中人参、黄芪的温阳力量更强，因为它们是入肾经的，从根本上增强身体火力，以此"烧"掉各种肿、胖、增生，避免

水液停滞在体内。也就是因为这个，前列舒丸也适合女性，就算没有前列腺增生的问题，如果阳气很虚，水液不能顺利代谢，除了会小便不利，还会水肿，只不过病位不在前列腺，而在肝肾。

无论男女，如果有慢性肝肾疾病后期的水肿、腹水，前列舒丸这个药也可以活用，因为它包含了济生肾气丸和桂枝茯苓丸的方意，有济生肾气丸温阳利水及桂枝茯苓丸活血化瘀的功效。

同为活血化瘀的中成药，桂枝茯苓丸与血府逐瘀丸存在很大的差异

桂枝茯苓丸是《金匮要略》中的名方，由桂枝、茯苓、牡丹、桃仁、芍药组成，与其有关的原文是："妇人宿有癥病，经断未及三月，而得漏下不止，胎动在脐上者，为癥痼害……所以血不止者，其癥不去故也，当下其癥，桂枝茯苓丸主之。"

什么是"癥瘕"？坚硬不移动，痛有定处为"癥"；聚散无常，痛无定处为"瘕"。若很显然是有形的瘀血、囊肿、肿瘤之类的，那桂枝茯苓丸中桂枝的价值就体现出来了，通过用桂枝温阳，将有形的瘀血化掉，因为瘀血也是属于阴的。

这也就是同为活血化瘀的中成药，桂枝茯苓丸与血府逐瘀丸的最大差异：桂枝茯苓丸有桂枝，具备温通之功，所以长于消除有形之瘀血；血府逐瘀丸有柴胡，有理气之用，更侧重于消除气滞血瘀的无形之瘀血。

前列腺增生显然是有形的瘀阻，肝硬化、肿瘤也是有形的瘀阻，既然前列舒丸中包含了桂枝茯苓丸的方意，治疗范围也就不局限于前列腺增生了。

5 天旋地转地晕，居然是良性的!

——眩晕宁片能治"水逆"

眩晕宁片

药物组成	泽泻、白术、茯苓、半夏（制）、女贞子、墨旱莲、菊花、牛膝、陈皮、甘草
功　能	健脾利湿，滋肾平肝
主　治	痰湿中阻、肝肾不足引起的头昏头晕

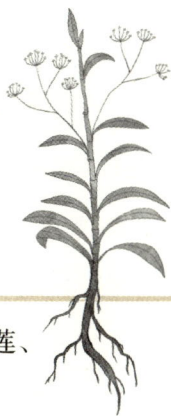

眩晕宁片就如它的名字，是治疗眩晕的，而且最好是天旋地转，看什么都晕，虽然发作时痛不欲生，但这种眩晕是最不要命的，医学上称之为"良性眩晕"。因为这种眩晕的问题不是出在大脑这个关键器官上，而是出在内耳这个平衡器上。

从中医角度讲，这种眩晕的"标"是水湿，"本"是肾虚。眩晕宁片的主要组成是泽泻汤和二至丸，泽泻汤渗水利湿以治标，二至丸补肾充髓以治本，正好做到了标本兼治。

天旋地转地晕，居然是良性的？

一说到头晕，很多人马上想到的是神经系统、脑血管出问题了，会直奔神经内科去看病，但是其中一大部分人去错了科室。

特别是天旋地转、看什么都晕，反而和大脑没太大关系，大多是内耳的平衡出问题了，他们最应该去的是五官科。在那里，他们大多会被诊断为梅尼埃病或者是耳石病。

梅尼埃病和耳石病都是"良性眩晕"

我们的内耳里充满了淋巴液，淋巴液通过振动，能使耳蜗对声音的刺激产生反应，使前庭器官对身体空间位置变化产生反应，因此我们能听到声音，能调整平衡。

如果淋巴液的产生和吸收失衡，导致淋巴液蓄积、肿胀，听力和平衡就会受到影响，人就会觉得耳朵很胀，听声音时发闷，同时因为失衡而眩晕，严重的眩晕会伴有恶心、呕吐、面色苍白、出冷汗、血压下降等，这就是梅尼埃病，也是过去所说的美尼尔病。

淋巴回流不畅而积水，还会使身体里负责平衡的"耳石"脱落，这就是耳石病。有梅尼埃病的人，罹患耳石病的风险比其他人要高很多。

梅尼埃病和耳石病虽然病名不同，但是发病原因和病状很像，与增龄、睡眠、脑供血都有关系，而且女性比男性更高发，但是因为只是影响了内耳平衡，而不是脑细胞受损，即便晕得很重也不会致命，所以也称为"良性眩晕"。

支饮 → 就是"冒眩"的起因，应用泽泻汤治疗"冒眩"

既然起因是淋巴积水，在中医上就属于水湿上泛。眩晕宁片中的前三味泽泻、白术、茯苓非常关键，它们体现的是泽泻汤与五苓散的方意。

泽泻汤是《金匮要略》中的方子，与其有关的原文是"心下有支饮，其人苦冒眩，泽泻汤主之"，形容的病状与梅尼埃病很像。耳石病的病状与之相像，其中的"冒眩"就是晕得看东西旋转，头晕眼花，而"支饮"就是"冒眩"的起因。

"支饮"是痰饮的一种，中医的痰饮是水液代谢障碍形成的病理产物。所谓"积水成饮，饮凝成痰"，稠浊的称为痰，清稀的称为饮。痰饮既包括咳吐出的有形的痰液，还包括停滞在脏腑经络等组织中的"无形之痰"。因停留的部位及症状不同而有不同的名称，《金匮要略》对其有"痰饮""悬饮""溢饮""支饮"之分。

"支饮"可以是宏观的，比如心包积液，也可以是微观的，比如内耳的淋巴积水。我在五苓胶囊那部分中，讲到了治疗"大白肺"的清肺排毒汤，通过对"大白肺"微观辨证，用到了五苓散。用泽泻汤治疗"冒眩"，也是对内耳的淋巴积水进行微观辨证，因为不能顺利回流的淋巴液就是"支饮"。

泽泻汤只有泽泻和白术两味药，重用泽泻利水下行，以治其标。《本草正义》中说："泽泻……最善渗泄水道，专能通行小便。"白术健脾制水，以治其本。《本草求真》中说："白术……为脾脏补气第一要药也。"泽泻汤重在利水，兼健脾以制水，为治脾虚水饮内停之良方，所以这也是眩晕宁片的担纲。

其后的茯苓，助力泽泻渗湿，作用在清稀的"饮"上。半夏能燥湿化痰，针对相对稠浊的"痰"，饮留滞久了，难免炼液成痰，从稀薄逐渐变黏稠，所以既要利湿，又要化痰。

治眩晕和长头发是同一个原理

眩晕宁片的前几味，泽泻、白术、茯苓、半夏是利水化痰的，针对"支饮"这个眩晕诱因，属于驱邪，但导致眩晕的还有肾虚，这才是眩晕的根本原因。

髓海空虚时就容易眩晕，与中医的肾有关

脑为髓海，髓海空虚时，大脑的各种功能都受影响。除了记忆力障碍，反应迟钝，还包括眩晕，虽然这种看东西眩晕的情况在西医中属于内耳问题，但内耳在中医脑的范畴之内，髓海空虚时就容易眩晕，这些都与中医的肾有关。因为肾生髓，在中医里面，肾和脑是同源的，肾是脑的基础，一旦肾虚，大脑功能就会出问题。

什么时候会肾虚呢？自然状态下是上了年纪之后。中医的"肾"是身体的"仓库""地基"，随着增龄，"仓库"的库存会不足，"地基"会不稳，所以老年人会记忆力减退，反应迟钝，而耳石病也是上了年纪的人更高发。从西医角度讲，随着增龄，脑供血不好，内耳这个"耗能大户"一旦缺血，马上就"抗议"，眩晕就是"抗议"的表现。

中医治疗眩晕，必须补肾

有些人虽然年纪尚轻，但也患上了耳石病。这个人一定用脑过度，睡眠长时间不足。睡眠不足，大脑就不能休息，再加上白天用脑过度，这样的人很可能是"三十岁的身体，五十岁的大脑"。

正是因为过度使用大脑，他们的"髓海"提前耗空了，耳石病因衰老、肾虚而发生，所以，中医治疗这样的眩晕，必须补肾，这就是眩晕宁片中的女贞子、墨旱莲、牛膝的用武之地。

女贞子和墨旱莲是二至丸的组成药物。二至丸治疗的是因为肝肾阴虚导致的头昏眼花、失眠多梦、腰膝酸软、早年发白等，眩晕也在其适应证中。通过补肾阴，增加"库存"，稳固"地基"，使大脑（包含内耳）正常发挥调节平衡的功能。

从这个角度看，眩晕宁片模拟了六味地黄丸的方意。六味地黄丸是"三补、三泻"的，"三泻"是泽泻、茯苓、牡丹皮，旨在利湿，"三补"是熟地黄、山萸肉、山药，旨在补肾。

六味地黄丸 ➡ 还可以用于生发

我曾经讲到中医用六味地黄丸生发，六味地黄丸中的"三泻"帮助脱发者去掉他们发根处蓄积的水湿，这些水湿影响着发根吸收营养，并用"三补"给身体的"库存"加料，人体的库存充足了，才有余力顾及发根这个次要组织。发根的营养充足了，又去除了影响营养吸收的水湿，头发自然就长出来了。

这与眩晕宁片改善梅尼埃病和耳石病的眩晕，是同一个道理：泽泻、白术、茯苓、半夏是泻，旨在利水祛湿，促进内耳淋巴积水的吸收；墨旱莲、女贞子、牛膝是补，旨在使髓海充实。大脑的功能，尤其是调节平衡的能力恢复了，头自然就不晕了。

6 单靠补钙，为什么不能强壮骨质？

——龙牡壮骨颗粒壮的不仅是"骨"

龙牡壮骨颗粒

药物组成 党参、黄芪、山麦冬、醋龟甲、炒白术、山药、醋南五味子、龙骨、煅牡蛎、茯苓、大枣、甘草、乳酸钙、炒鸡内金、维生素 D_2、葡萄糖酸钙

功　能 强筋壮骨，和胃健脾

主　治 小儿佝偻病、软骨病，小儿多汗、夜惊、食欲不振、消化不良、发育迟缓

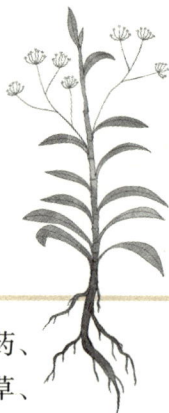

　　龙牡壮骨颗粒是个老药了，从名字就知道能强壮骨质。然而，如果认真看它的药物组成就会发现，这个药最主要的作用是健脾，它的壮骨效果不光因为它含有乳酸钙等，还因为有入肾经的药物做引导。与此同时，龙牡壮骨颗粒也启动了脾这个"后天之本"。

单靠补钙不能改善骨质

随着人口老龄化的发展，骨质疏松已经是公共卫生问题，很多老年人会为此吃钙片，可是效果如何呢？

天津医院足踝外科的科研团队，在 *JAMA*（《美国医学会杂志》）上发表了关于补钙与维生素 D 对五十岁老年人骨折风险影响的研究。这篇文章选取了十年来，包括五万多人的三十三项临床试验，结果显示：无论是补充钙剂、维生素 D，还是钙剂和维生素 D 的联合补充，都不能降低这组人群骨折的发生率，甚至大剂量补充维生素 D 还增加了骨折发生的风险。

增加运动量和多晒太阳才能促进钙的吸收和利用

单靠补钙不能改善骨质，之所以会如此，是因为补钙只能增加身体内钙的含量，但身体能不能吸收钙，利用钙，是由很多因素决定的，维生素 D 也只是影响因素之一。就像盖楼需要砖瓦，钙就是砖瓦，但光有砖瓦并不能起楼，所以，壮骨及预防、治疗骨质疏松，医生一定会嘱咐增加运动量和多晒太阳。

骨头受到刺激，比如经常负重，为了能承重，骨头就会增加对钙的利用来使骨质坚固。如果长时间不运动、不负重，骨质没有利用钙的必要，骨头就会变疏松。比如航天员，长时间在失重的环境中生活时，骨质没有负重的刺激，回到地面航天员就容易骨折，所以出舱时不让航天员自己行走，原因之一是要保护他们的骨头。

阳光可以将身体里的胆固醇转化为维生素 D，维生素 D 可以帮助人体吸收钙质，所以常年劳作的农民、渔民不仅皮肤黝黑、很少缺钙，而且很少有胆固醇高的情况。

晒太阳不仅能补充维生素 D，还有其他很多作用。虽然现在医学没有对此做更详细的研究，但中医早就知道：阳光可以直接给身体补充阳气，即便是在夏天。《黄帝内经·素问》中也提示"无厌于日"，即不要刻意躲避阳光，因为阳气可以启动和增强身体的功能，其中就包括钙质的合成和利用。

吃维生素 D 绝对不等于晒太阳，就像黄连素不等于黄连一样，龙牡壮骨颗粒之所以有壮骨效果，就是因为它不仅有钙质和维生素 D，还有健脾的党参、黄芪、白术等，以及补肾的龙骨、牡蛎，龙骨和牡蛎是入肾经的引经药，它们可以帮助钙质在骨头中的定位性合成。

补钙加补肾，才能壮骨

中医讲，"肾主骨""齿为骨之余"。孩子到了七八岁开始换牙，因为那时候肾气刚旺盛起来，就像《黄帝内经·素问》中说的"女子七岁，肾气实，齿更发长"。人老了会掉牙，因为到了老年，人的肾气虚衰了。《黄帝内经·素问》也说："八八（六十四岁），天癸竭，精少，肾脏衰，则齿发去……"

中医的肾是身体的根本，就像大树的根，幼苗和老树的根都是不稳的，人在人生的两头都是肾虚的。牙齿是骨骼的外在体现，年幼和年迈时人的牙齿状态，清晰地显示了肾气的盛衰，也就提示了中医"肾"和骨头的关系。

因此，中医无论是壮骨还是护齿，都要从补肾入手。研究显示：补肾可以增加活性维生素 D_3 的转化，促进机体对钙的吸收，同时还能增强成骨细胞的活性，加强骨的沉着，阻止钙质"脱骨"和"钙迁移"的发生，这就有效地避免了骨质疏松，达到壮骨的目的。从这个角度来讲，龙牡壮骨颗粒壮骨的关键不在于钙质和维生素 D，而在于龙骨、牡蛎、醋龟甲，因为这些都是入肾经的，有补肾的作用。

中医的归经（入经）就是药物的精准定位，归（入）哪个经就作用在哪个经络脏腑，归（入）肾经就可以补肾，归（入）脾经就可以健脾，归（入）肾经的龙骨、牡蛎、醋龟甲可以引导钙质和维生素 D 精准定位在肾所主的骨骼上，壮骨的作用就是这样产生的。

孩子入睡后满头大汗，不全因为缺钙

龙牡壮骨颗粒的说明书上明示其可以治疗"小儿多汗、夜惊、食欲不振、消化不良、发育迟缓"，这一条涵盖了脾这个"后天之本"和肾这个"先天之本"。这些病状一旦出现，意味着脾、肾虚了。

食欲不振、消化不良和多汗都是典型的脾虚的表现

食欲不振、消化不良是最典型的脾虚的表现，在孩子身上也是最常见的。因为脾是"后天之本"，孩子要到学龄时，脾气才逐渐强健起来，之前很容易因为脾虚而食积，因为食积而厌食。

除了这种典型的脾虚表现，多汗也是脾虚的表现之一。脾虚时卫外不固，不仅固摄不住汗液而动则自汗，还会因为卫外不固而容易感冒，对付这个的有个名方叫玉屏风散，由黄芪、白术、防风组成。

龙牡壮骨颗粒中就包含了黄芪和白术这两味药，用有收敛作用的五味子代替防风，帮助敛汗，固护卫气。因此，虽然龙牡壮骨颗粒名中有"壮骨"，却是个很好的健脾补气药。

孩子多汗也许只是自然状态，是代谢率高或心火盛的正常表现

关于孩子多汗，我还要多说几句：有的孩子是在刚睡下时满头大汗，家长为此给孩子补钙但无效，包括吃龙牡壮骨颗粒也未必能彻底改善。如果只是在睡下时出汗多，待一会儿汗就少了，白天照常精力旺盛，也不会动辄感冒，这种出汗就属于孩子的自然状态了。

因为孩子正在发育，代谢率很高，出汗就是代谢率高的表现。入睡时，因为抑制性神经接管身体，代谢率会降下来，但孩子的神经调节不如成年人那么娴熟，而他们入睡又比成年人快得多，抑制性神经不能马上使高代谢降低，因此就会一边睡一边出汗，这在中医中就是孩子心火盛的表现。

心火盛在孩子身上也不能全算病态，因为孩子是"心常有余"的。心火就是生机，孩子在发育生长，他们的生机一定比成年人旺盛，更容易心火盛。在心火扰动之下，孩子不仅容易出汗，还容易流鼻血。

如果过度打压这些问题，就会影响生机，影响孩子的发育。因此，就算这个孩子有多汗的问题，只要没有夜惊、发育迟缓、消化不良等问题，就并不意味着是脾肾虚了。

第三节 中焦是"枢纽"，
"枢纽"不通，病状无数

1 总是"上热下寒"？因为身体的"枢纽"堵了

——能"疏堵"的延参健胃胶囊，不止能治萎缩性胃炎

延参健胃胶囊

药物组成 人参（去芦）、半夏（制）、黄连、干姜、黄芩（炒）、延胡索、甘草（炙）

功 能 健脾和胃，平调寒热，除痞止痛

主 治 用于治疗本虚标实，寒热错杂之慢性萎缩性胃炎，症见胃脘痞满，疼痛，纳差，嗳气，嘈杂，体倦乏力等

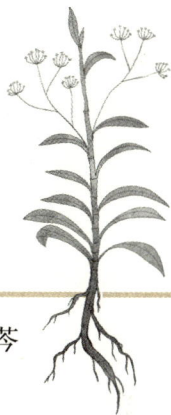

　　延参健胃胶囊是《伤寒论》中的半夏泻心汤加了延胡索而成，但说明书上的适应证是慢性萎缩性胃炎。其实，这个药的适应证远不止萎缩性胃炎，因为张仲景的半夏泻心汤可以打通中焦这个"枢纽"，而因为枢纽不通导致的问题，比萎缩性胃炎要复杂而且多。

半夏泻心汤为什么获称"胃病第一方"？

中医治疗胃病最常用的方子当数半夏泻心汤，它也因此获称"胃病第一方"。名字含"泻心"，为什么治的却是胃？因为"泻心"要泻的是"心下痞"。

一如《伤寒论》和《金匮要略》中的泻心汤原文所说："但满而不痛者，此为痞，柴胡不中与之，宜半夏泻心汤。""呕而肠鸣，心下痞者，半夏泻心汤主之。"

中焦升降不利、气机拥堵会导致没有胃病但有失调的困扰

"心下"的位置就是胃，"痞"不是胃疼而是胃脘胀满、堵得慌，胃脘胀满、堵得慌在犯胃病时比胃疼还要常见。即便做胃镜检查没有发现有胃炎、胃溃疡，也容易有"痞"的问题，这是因为"痞"是中焦升降不利、气机拥堵导致的，没有胃病的人，这种失调也在所难免。

中焦是枢纽，正所谓"中焦如枢"，枢纽拥堵会引出更多问题。就像郑州站这个高铁的枢纽如果出问题，南来北往的火车都会受到影响。因此，中焦拥堵的人除了会有"心下痞"，还会有腹泻、呕吐的问题，胃口也差，

乃至影响到上面的心火与下面的肾水之间的交通，这就是更为复杂的"上热下寒"了，这些都要用泻心汤疏堵。

半夏泻心汤 ➡ 通过"辛开苦降"来调畅气机

稍微懂中医的人，看到半夏泻心汤的药物组成，可能会有些摸不着头脑：既有寒凉的黄连、黄芩，又有温热的半夏、干姜，由这么矛盾的药物组成是为什么？

因为中药除了有寒凉温热的药物性质，还有升降沉浮的药物作用方向，而后者往往被人们忽视或者不解。半夏泻心汤中的黄连和黄芩，不仅是寒凉能清热的，更是苦降的；而半夏和干姜不仅是温热能散寒的，更是辛开的。

半夏泻心汤用这四种药的目的，是借助它们不同的作用方向：黄连、黄芩苦而往下降，半夏、干姜辛而向上升，这样向上向下同时拉拽，"痞"就被"拽"开了，"心下痞"就消除了。从这个意义上说，半夏泻心汤不是个寒热并用的方子，而是个辛开苦降的方子。

对它治疗的"痞满"，张仲景特意点明："此非结热，但以胃中虚，客气上逆，故使硬也……"意思是说，"痞满"的形成不是因为寒热互结，而是因为升、降、出、入的气机出问题了。

要通过"辛开苦降"来调畅气机，使逆气下降，由此消除痞满。因此，如果只把延参健胃胶囊视为专治萎缩性胃炎的方子，显然是把这个名方用窄了，因为气机不通如今很常见，它的发生率远超萎缩性胃炎。

气机不通是什么意思？

人活着，器官组织就要发挥功能，功能运行就会产生能量，人借此能量才能维生。因此，人是活动的，是温热的，其中功能是气，能量是阳。"气机"则是气的巡行过程，是身体功能实施的过程。

《黄帝内经·素问》中说："出入废则神机化灭，升降息则气立孤危。故非出入，则无以生长壮老已；非升降，则无以生长化收藏。是以升降出入，无器不有。"意思是，人活着，功能必须是运行着的，能量必须是交换着的，否则就是病人甚至死人了，而"气机"就是负责运行和交换的。

气机不通的表现

一旦"气机"这个功能运行的过程不顺畅，功能不能正常发挥，能量不能产生和运送，就会影响健康。

最常见的气机不通就是明明身上很冷，但是脸很热，或者虽然不怕冷，但手脚冰凉，而且生气激动后尤其明显。这些都不是真的能量不足，不是阳气虚，而是能量不能均衡分布，是气机不通了，而生气等情绪波动，是最容易扰乱气机的。

《黄帝内经·素问》中说："怒则气上，喜则气缓，悲则气消，恐则气下……惊则气乱……思则气结。"任何一种情绪，即便是欢快的情绪，只要过度，都会影响气机。因为情绪巨变时，身体会进入应激状态，在应激状态中，各个器官组织的功能要重新调整配合，在这个磨合的过程中很容易失调，气机不通就这样产生了。范进中举就是典型案例，范进在意外中举后大喜而疯癫了。

气机不通会导致中焦枢纽拥堵

胃肠是人的"第二大脑"，胃肠对情绪的敏感度仅次于大脑。现在胃病之所以高发，就是因为生活压力之下，人们的情绪每天都在变化，身体频频处于应激状态，即便没导致胃肠的器质性病变，也足以导致气机不通而使中焦枢纽拥堵。轻的可以是局部问题，这就是"心下痞"，重的可以影响全身，这就是很多人抱怨的"上热下寒"问题。

体质差、适应能力差的人，就算情绪没有剧烈波动，也容易气机不通。这是因为他们的身体不能及时适应外界刺激，温度、湿度、气压的微小变化，以及体力的消耗，都可以干扰功能的运行，由此导致气机不通。

因此，半夏泻心汤中除了用黄芩、黄连、半夏、干姜来"疏堵"，还用到了人参、大枣、甘草来健脾补气，就是为了增加身体的适应能力，避免身体因为过分脆弱、敏感而气机不通，使新"痞"产生。

中焦枢纽不通又会导致"虚不受补"

所谓"上热下寒"，就是明明很怕冷，特别是下半身腿脚总是冰凉，但偏偏特别容易上火，会经常长口疮、起痘痘、牙龈肿，他们会用"引火归元"的办法，比如贴敷足底的涌泉穴，但效果时常不明显。

涌泉穴是肾经的起始穴，肾水从那里发出，按理说他们用温热的药物贴敷涌泉穴，可以鼓动肾水上行济火，应该很快就能消除上炎的虚火，但是为什么效果不明显呢？就是因为他们的中焦枢纽是堵的，上行的肾水和下行的心火在中焦见不到面，不能相济。

这种人吃几个坚果，吃一块羊肉就可能嗓子疼，牙龈肿，起口疮。其实这些食物没有那么热，他们吃得也不过量，为什么还会上火？还是因为中焦枢纽不通，就算性质不热的食物进入中焦，也无法被运化，蓄积在那里，郁久就会化热，这也是很多虚弱人群"虚不受补"的原因所在。

即便这个人不是萎缩性胃炎，但仍有"上热下寒"问题，且引火归元无效，或者虚不受补，以及总觉得口苦、反酸水，胃里扎扎呼呼，中医称之为"嘈杂"，同时还有舌苔腻，或者胃中饱胀的症状。同时，用疏肝理气药物比如柴胡疏肝丸治疗无效，就可以试试延参健胃胶囊，帮助中焦"疏堵"。

慢性萎缩性胃炎未必都适合用延参健胃胶囊

慢性萎缩性胃炎是胃炎中最需要重视的，因为很多胃癌就是由萎缩性胃炎发展而成的，但并不是所有的萎缩性胃炎，都适合用延参健胃胶囊。这一点，说明书上说得很清楚，它适合的是"本虚标实，寒热错杂之慢性萎缩性胃炎"。

这种萎缩性胃炎要有胃脘痞满、疼痛、纳差、嗳气、嘈杂、体倦乏力的表现，其中痞满、嗳气、嘈杂属于"标实"，纳差、体倦乏力属于"本虚"。也就是说，这个药适合的是体质虚同时有湿的情况，还有一点就是要自己看看舌苔，有腻苔的，不管是厚腻还是薄腻，都说明湿阻中焦，都适合用这个药。

中医对慢性萎缩性胃炎讲究辨证论治

中医治病要辨证论治，就算同样是萎缩性胃炎，但辨证分型不同：有的属于胃阴不足，除了胃中嘈杂不舒，还会有饥不欲食、口干不欲饮、口舌干燥、大便干结的表现，总之，一派缺水的表现，这个时候适合用参梅养胃颗粒。

有的人属于肝胃气滞，症状是胸胁胀满，口苦咽干，易怒，睡眠差，肝郁比较严重。这就需要疏肝理气，适合用气滞胃痛颗粒。

还有人是胃中蕴热，胃脘灼热，口干喜饮，口舌生疮，口气严重，大便干结。这时候，要清胃泻火，可以吃几天黄连清胃丸，大便通了就可以停药。这是因为这种蕴热多是急性的、暂时的，是"标实"，把胃热这个"标"去掉之后，还要针对"本"来辨证治疗。

还有人是胃络瘀阻，胃脘疼痛，如针刺样，痛有定处，舌质也是发暗甚至有瘀斑的，这时候就需要活血化瘀了，可以试试失笑散。

更多见的应该是脾胃虚寒，胃脘隐痛而且遇寒或饥饿时加重，喜欢用手按着或用热东西暖着胃，这就要温中散寒，症状轻的人可以试试小建中颗粒，严重的人可能需要附子理中丸了。

总之，就算拿到了西医给的"慢性萎缩性胃炎"的诊断书，如果想吃中药的话，还要具体问题具体分析，按照中医理论辨证用药。

2 嘴唇脱皮，口水异味——《黄帝内经》讲过这个病症

——能治"脾瘅"的藿香清胃胶囊

藿香清胃胶囊

药物组成 广藿香、栀子、防风、南山楂、六神曲、石膏、甘草

功　能 清热化湿，醒脾消滞

主　治 脾胃伏火引起的消化不良，脘腹胀满，不思饮食，口苦口臭等症

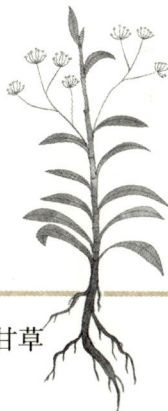

　　藿香清胃胶囊是在名方泻黄散的基础上加了南山楂和神曲两味药，增加消食的力量，口臭是这个药的重要指征。

　　新冠疫情时期，大家都戴口罩，很多人摘下的口罩自己都觉得难闻。如果细究，还会觉得口中黏腻不爽，这些看似是小毛病，但《黄帝内经》早已警示过：这种病状属于"脾瘅"，是可以转为"消渴"，也就是糖尿病的。从这个意义上说，能治疗"脾瘅"的藿香清胃胶囊，可以一定程度上抑制糖尿病的发生。

《黄帝内经》中说的"脾瘅"是种什么病？

《黄帝内经·素问》中说："帝曰：'有病口甘者，病名为何？何以得之？'岐伯曰：'此五气之溢也，名曰脾瘅。夫五味入口，藏于胃，脾为之行其精气，津液在脾，故令人口甘也。此肥美之所发也……'"其意思是，此人必数食甘美而多肥，肥者令人内热，甘者令人中满，故其气上溢，转为"消渴"。

饮食长期肥甘厚味，要警惕转为"消渴"

《黄帝内经》包括《素问》和《灵枢》两部分，《黄帝内经·素问》中首先提"脾瘅"的病名，它的典型表现是口中发甜，如果不加控制，会发展为"消渴"，也就是现在的糖尿病。

"瘅，谓热也。""脾瘅"就是脾脏有热，这个热是从哪里来的？《圣济总录》中云："夫食入于阴，长气于阳，肥甘之过，令人内热而中满，则阳气盛矣。故单阳为瘅也，其证口甘，久而弗治，转为消渴，以热气上溢故也。"其中的"消渴"，就是糖尿病。

饮食营养都属于阴，它们需要阳气的运化才能被身体吸收，甘美肥厚的食物阴性更重，需要更多的阳气。如果饮食长期肥甘厚味，阳气就会被消耗，阳气弱了，再无力运化阴，不能被及时运化的食物、营养蓄积于脾就会生湿，湿郁久就要化热而致"消渴"，这与糖尿病在西医中的发病原理是一样的。

泻黄散 ➡ **可清泻脾经郁热，藿香清胃胶囊可清湿热**

脾开窍于口，唇为脾之外候，一旦脾经有热，口唇就会出现异样。除了口中发甜，还会有嘴唇红、热的问题，为了缓解口唇的难受，人会不自觉地舔嘴唇，这在孩子中更常见，所谓"小儿弄舌"。

脾是"后天之本"，人要随着逐渐长大脾气才能逐渐变强，所以孩子都是脾虚的，很容易因为吃多了，食物运化不了而脾经有热。

宋代医家钱乙在他的《小儿药证直诀》中，早就给了个方子——泻黄散，因为脾对应着黄色，"泻黄"就是清泻脾经郁热的意思。而且，还有一个与这个方子匹配的专用名词——"脾中伏火"，这也是泻黄散用广藿香、防风的原因。

《黄帝内经·素问》中也明确提及了"脾瘅"的治法："治之以兰，除陈气也。"兰就是佩兰，佩兰和广藿香都是醒脾的，所谓醒脾，就是将脾从湿气的困厄中唤醒。这是因为脾是最怕湿的，佩兰、广藿香有很好的祛湿作用，可以健脾，再配上防风，使湿热、郁热能透散。

因此，你可以把藿香清胃胶囊当成清湿热的药物。按照《黄帝内经·素问》所说，如果能及时控制"脾瘅"，还可以防止"消渴"的发生，而这个功效的发挥，就要靠方中的石膏、栀子了。

预防、控制糖尿病就要节制食欲，可借助藿香清胃胶囊清胃火，抑制过亢的食欲

"消渴"起于过食肥甘厚味，这也是糖尿病的起因，预防、控制糖尿病就要控制食欲。从中医角度讲，食欲过亢，特别能吃还总觉得饿，是"消谷善饥"。这是因为胃热胃火太重，过快地消化掉了食物和水，所以才总是饿，特别容易渴。要想控制这些病状，就要清胃热胃火，栀子、石膏就有这个作用。

然而，并不是只要嘴唇发红脱皮、口气严重就一定会发展为糖尿病。如果是一过性的，偶尔吃得热量过高，或者各种原因导致的内湿很重，也会出现"脾瘅"。藿香清胃胶囊可以很快消除"脾瘅"。

然而，如果饮食总是肥甘厚味，不仅容易发生"脾瘅"，也容易引发糖尿病。这时候，单纯靠藿香清胃胶囊的力量就不行了，它只能通过清胃火抑制过亢的食欲，对之前过食肥甘厚味导致的后患，就要辨证施治了。

藿香清胃胶囊与黄连清胃丸的区别

说到"清胃"，还有一种药大家更熟悉，这就是黄连清胃丸。虽然同为"清胃"，但二者的作用是有区别的。简单来讲，藿香清胃胶囊清的是脾经伏火，是脾经的湿热。因此，它除了能清口气，还能解决嘴唇红热的问题，也就是现在常见的唇炎。

藿香清胃胶囊 ➡ 定位在脾，适用于缓解脾经有热的状况

唇炎表现为嘴唇干燥发红、起皮甚至红肿、开裂，很多人觉得唇炎是由维生素不足导致的。的确，维生素不足可以导致这些问题，但是以目前一般的饮食状况，很少有人能缺乏维生素到这种程度。

从西医角度讲，有些唇炎是紫外线过敏导致的，即所谓光敏性唇炎。光敏性唇炎与一些特定的药物或食物有关，比如磺胺、四环素、氯丙嗪等，以及芥菜、芹菜、胡萝卜、茴香等蔬菜。人进食这些药物或者食物后，倘若恰好暴露在强烈的日光下，就可能引起光敏性反应。如果光敏性反应发生在嘴唇，便会导致光敏性唇炎。

这时候，可以试试藿香清胃胶囊。虽然光敏性唇炎的起因不是湿热内

蕴的"脾瘅"，但是因为这个药的前身是泻黄散，并且其清楚地定位在脾，所以对于缓解光敏性唇炎的症状也会有很大帮助。

简而言之，围绕嘴唇出问题、口气重，或者自觉口中发甜，甚至黏腻不爽的，更适合服用藿香清胃胶囊。这是因为它定位在脾，而脾"其华在唇""在液为涎"，所以脾经有热，会影响到嘴唇和唾液。

黄连清胃丸 ➡ 主要作用于胃肠，借此可泻火以清肠胃

黄连清胃丸主要作用于胃肠，药物组成有黄连、栀子、连翘、大黄、升麻、知母、当归、石膏、白芷、薄荷、玄参、黄芩、芒硝、牡丹皮、防风、生地黄、甘草、荆芥、赤芍、天花粉。

其中的大黄和芒硝都是泻药，借此泻火以清肠胃，所以更适合胃肠实热的人，具体表现为口舌生疮、牙龈肿痛、暴发火眼、大便干燥。黄连清胃丸是比藿香清胃胶囊泻下之力更强，寒凉之性也更强的去火药。

脾经伏火和胃内实热都会引起口气

再来说说口臭。之前我工作的单位在一座高档写字楼里，在每天早上的电梯里，都能遇到打扮精致的白领，但是有的人只要开口说话，严重的口气使其颜值马上归零。因而，口臭堪称"社交绝症"。尤其是早上没时间吃早饭时，亢奋的胃火没有食物可以发挥"用武之地"，空腹时的口气就会更加明显。

脾经伏火和胃内实热都会引起口气，这如何加以区分呢？如果只有口气，大便是通畅的，甚至还伴随嘴唇红、热、痒，则适合服用藿香清胃胶

囊。它不是通过泻肚而清热，而是通过透散来疏解伏火、郁热。如果口气重的同时伴随大便不通，可以吃几天黄连清胃丸，等到大便通畅了，口气自然也清新了。

3 "胆战"必然"心惊",这在医学上有依据

——安神温胆丸:壮胆+强心

安神温胆丸

药物组成 制半夏、陈皮、竹茹、酸枣仁、枳实、远志、五味子、人参、熟地黄、茯苓、朱砂、甘草、大枣

功　能 和胃化痰,安神定志

主　治 心胆虚怯导致的触事易惊,心悸不安,虚烦不寐

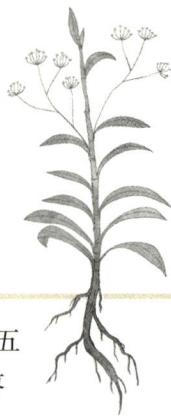

　　安神温胆丸由温胆汤和孙思邈的定志小丸加减化裁而成。温胆汤是针对胆的,可以壮胆;定志小丸是针对心的,可以安心神。

　　中国有"胆大心细""心惊胆战""熊心豹子胆"等说法,心和胆之所以总是在情绪、心理上一起出现,就是因为好的情绪和胆量,一定离不开好的身体和强壮的心脏,而安神温胆丸能安心温胆,正好兼顾了身、心两个方面。

为什么是"温胆"而不是"清胆"？

温胆汤的组成是半夏、竹茹、枳实、陈皮、甘草、茯苓，虽然名中有"温胆"，但方子中没有太过温热的药物，这是因为"温胆"的"温"，是温和的"温"。

当胆的功能失调时，就需要温胆汤来温和

李杲在他的《脾胃论》中说："胆者，少阳春升之气，春气升则万化安。"胆为春木，以温为常候，"温胆"是为了恢复胆的常态，也就是它的"温和"之性。因为胆为"中正之官"，不偏不倚，"和即温也"，和谐，平衡，不寒不热就是胆需要的"温"。温胆汤中的半夏、陈皮、生姜为温，竹茹、枳实为寒，寒温并用，相互对冲，正好和了胆性。

唐代孙思邈在他的《千金要方》中解释温胆汤时说："治大病后，虚烦不得眠，此胆寒故也，宜服温胆汤方。""虚烦不得眠"是温胆汤的主症，常见于疾病后期，消耗过后或者体质一直虚弱者晚上睡不着，白天没精神，都是因为胆的功能失调了。

在人体脏腑的功能活动中，胆都起到了助推作用

《黄帝内经·素问》中说："凡十一脏，取决于胆也。"《黄帝内经素问集注》中说："胆气升，则十一脏腑之气皆升……"足少阳胆经是半表半里之经，能通达人体全身的阴阳之气，在人体脏腑的功能活动中，胆都起到了助推作用。

足少阳胆经是全身气血循环的起始，其值守时间是子时，就是夜里十一点到次日一点之间。我们总说"一日之计在于晨"，如果按照身体规律来讲，这个"晨"不是早上七八点，太阳升起来的时候，而是子时、深夜。这时候是零点，新一天从零开始，也是气血新一轮回的开始，人在夜里胆子都会变小，就是因为深夜子时，胆经初萌，初萌时气血不茁壮，无以壮胆。

等到太阳升起，人的胆子就变大了，变得不害怕晚上害怕的事情了，因为胆经的气血已经充盈。中医讲究睡"子午觉"，尤其在子时要处于睡眠中，就是要在气血新周期开始时，让胆经不被打搅，使气血的新循环开个好头，这样才能助力其他脏腑的功能发挥。如果胆经不能很好地助力，其他脏腑就要受累，尤其是心。

安神温胆丸 ➡ 不仅可以温胆，还可以补心

抑郁症患者普遍有个特点：每天早上起来状态是最差的，情绪低落，浑身乏力，甚至万念俱灰。他们从身到心都是冰凉的，没阳气，到了中午会稍微缓解，晚上可能是状态最好的。就是因为他们的胆经没开好头，胆气是郁结的，早上起来初萌的胆气因为郁结而更弱，无力助力其他脏腑，症状就在早上严重。到中午阳气盛了，气血无须助力也会变得充盈一点，

人的状态也就跟着好一点。

抑郁症患者身心俱疲、万念俱灰的状态，在中医看来就是典型的阳气虚，而心气是阳气的决定性因素，因为心脏是全身的"发动机"。"发动机"从起始点上就无力，阳气一定是虚的。"发动机"无力的原因之一，就是胆经郁结，胆气不能助力心气，因为"胆小"而"心惊"，这也是安神温胆丸在温胆汤的基础上配合了定志小丸的原因，前者温胆，后者补心气。

为什么"胆战"同时会"心惊"？

有个成语叫"胆战心惊"，形容的是胆小的人很容易害怕，害怕时会心慌，一惊一乍，胆和心同时受累。

胆和心的关系非常密切，安神温胆丸可以补气安神

从中医学上讲，胆和心的关系非常密切。《黄帝内经·灵枢》中说："足少阳之筋……上走腋前廉，系于膺乳……"从经络上说，膺乳就是心气所聚之处，胆经正好经过那里，心经和胆经的气血是相通的，胆气通于心。从脏腑上说，心藏神，胆主决断，在神志方面，心和胆相辅相成，一个脏腑出问题，很容易连带另一个也出问题。

《医学入门》中说："心与胆相通，心病怔忡，宜温胆汤；胆病战栗、癫狂，宜补心。"生活中也确实如此，胆小的人很容易心神不宁，会多梦易惊，会胆小怕事，他们之所以怕事，遇事就慌，是因为他们心气虚。

人体对自身的潜力是有感知的，人在年轻时看到台阶能跳上去，上了年纪看到同样的台阶，跳之前就开始心里发怵，因为自知体力不如以前了，发怵、不敢跳是出于自我保护的本能。

心气虚的人心脏肌肉无力，不能很好地给全身供能，这种人往往喜欢安静。心脏越不好的人越怕吵，因为吵闹是一种刺激，身体对刺激会有应激反应，应激时心脏要快跳、有力地跳，这对原本虚弱的心脏就是一种为难，为了心脏不被为难，人就会本能地躲着声响，逃避刺激。真要遇到事了，心脏为提高供能而多跳、快跳，心慌就这样产生了。

因此，胆子大、遇事不慌的人，不仅有很好的心理素质，而且有很好的心脏机能，要"双心"都强才会胆大无畏。中医的"心"既包括心脏这个有形的心，还包括与情绪相关的大脑这个无形的心，补气安神就是补这个"双心"的，这也是安神温胆丸关照到的部分，尤其是其中的人参，在补"双心"的过程中发挥了重要作用。

安神定志时，要用人参

人参是所有中药中唯一一个能入心经补心气的，其他的补气药比如黄芪、党参，虽然可以补气，但只能入脾肺经，补脾肺之气，作用不到心脏这个"发动机"上。

因此，只要事关心脏供血的问题，中医一定会用人参，包括大脑的功能活动。所谓"心神"，也需要人参的助力，因为只有心脏泵血充足，大脑这个"耗能大户"才能不缺血、不缺氧，才能保证人的心神清明。

《黄帝内经·素问》中说："心者，君主之官也，神明出焉……主不明则十二官危……"这段话已经暗示了心脏这个有形之心和大脑这个无形之心的关系，这也是安神定志时要用人参的原因。

身体越差情绪越差，因为忘掉糟心事需要耗能

现在喜欢长跑的人很多，很多人甚至会去各地参加各种马拉松。如果细问，其中有些人长跑是因为之前患有抑郁症，为了治疗抑郁症而长跑，结果，不仅抑郁症治好了，长跑也成了习惯。

为什么长跑能治疗抑郁症？

从西医角度说，长跑可以锻炼心肺功能，增加肌肉产能。心肺功能强，产能增多，全身各个器官供血供氧就能得到保证，大脑的功能因此得以改善。于是，抑郁症这种脑功能失常的问题也就减轻了。

从中医角度说，抑郁这种负面情绪属于阴。抑郁症严重时，人就像行尸走肉一样，对什么事情都没热情，感觉万念俱灰。这是因为人的阳气太虚了，身心都缺乏阳气。而长跑振奋出的阳气，可以驱散阴霾，而且随着体质增强，人的身体不怕冷，精力旺了，也会逐渐变得乐观，不再纠结不顺心的事情，甚至能逐渐忘记糟心事，因为忘掉比记忆需要耗费更多的能量。

安神温胆丸 ➡ 妙在兼顾了胆和心

得克萨斯大学奥斯汀分校的研究人员曾经做过这样的实验：他们给二十几位成年人看不同的图像，然后分别让受试者忘记或记住，同时对他们的大脑进行扫描记录。结果显示：受试者试图忘记时的大脑活动，比试图记住时明显增强，这一研究被发表在国际权威医学杂志《神经科学杂志》上。

很显然，忘记时大脑的能耗，高于记忆时的能耗，这也就是身体越不好情绪越低落的原因。这不只是身体不适对情绪的影响，之前的负面记忆，因为身体能量不足而难以忘掉，更是导致抑郁、沮丧、消沉的原因。

这也正是安神温胆丸中人参、熟地黄、五味子的价值：熟地黄补肾阴，使髓海充盈；人参大补元气，能"盘活"所补之阴，将物质转化为能量，同时助力心脏给大脑供能；五味子起收敛作用，减少心神耗散对能量的无谓消耗，兼顾开源和节流，就此积攒能量，帮助大脑有能量剥离糟糕的记忆而改善情绪。

这也是"胆战"会并发"心惊"、壮胆必须强心的原因，安神温胆丸之妙就在于它兼顾了胆和心这两个与情绪和胆量相关的脏腑。

4 什么药能对付缠身的湿气？

——木香顺气丸不只是顺气

木香顺气丸

药物组成 木香、砂仁、醋香附、槟榔、甘草、陈皮、厚朴、
枳壳（炒）、苍术（炒）、青皮（炒）、生姜

功　能 行气化湿，健脾和胃

主　治 湿浊中阻、脾胃不和所致的胸膈痞闷、脘腹胀痛、呕吐恶心、
嗳气纳呆

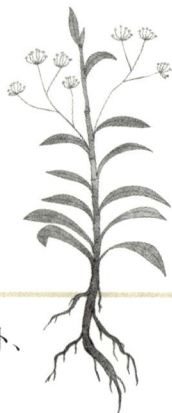

　　木香顺气丸虽名中含"顺气"，但治疗重点是化湿，你可以
把它当作一个有强力祛湿作用的药物，因为湿邪最影响气机通
畅，气之所以不能顺，就是因为湿，顺气是为了祛湿。

湿气重不重，一定要看舌苔

中国人对身体中的"火"和"湿"是最记恨的，总会想办法去火、祛湿。尤其是 2024 年，雨水很多，人们早就按照五运六气学说推算出了 2024 年是"寒湿之年"。

不过，这里所指的是外湿，不会影响身体，而生内湿就要因人而异了。是否需要祛湿也一定要看舌苔，如果舌苔腻，即便身处干燥地区也意味着体内有湿了。

木香顺气丸 ➡ 解决的就是湿阻导致的气滞

舌头是消化道的延伸，舌苔是舌头的角质层，一旦代谢降低，角质层的脱落就减慢，就此会积存更多的食物残渣，腻苔就这样形成了。

代谢慢就是功能降低，类似中医说的脾气虚。脾是主运化的，运化能力不行就会生湿，湿气又反过来影响身体功能的正常运行，功能就是中医说的气。

这时，人体就会因为湿阻而气滞，各种程度的不通就出现了。木香顺气丸解决的就是这种不顺、不通的问题，而且是通过祛湿来解决的。因此，是不是该吃木香顺气丸，除了观察病状，还要看舌苔，舌苔越腻，越是它的适应证。

木香、香附、槟榔、陈皮、枳壳、厚朴、青皮是理气行气的，通过行气将阻碍气机运行的湿推出去；砂仁、苍术则是燥湿的，就此减轻湿气对气机的阻遏。上述这些药物都是燥而且偏温的，就是要借此温燥之性将湿气"烘"干。就像湿衣服想要变干，要么日晒，要么烘烤，总之都要升温，所以木香顺气丸这个药性质是偏温的，适合的也是因为食积湿阻而运化无力者。

用木香顺气丸时，要兼顾脾气虚的问题

食物属于阴，不容易消化的食物阴性更强，而阴性的东西要被身体吸收利用，必须有阳气来"盘活"它们。因此，越难消化的食物，越会耗伤阳气，比如孩子吃得太多、太腻而食积，久而久之就会脾虚了，因为脾气在运化难消化的食物时被耗伤了。

再比如，熟地、阿胶等属于滋腻之品，因为它们可以给身体打地基，地基必须紧实，非滋腻之品不能将地基夯实，但脾气虚的人吃熟地、阿胶会消化不了，会虚不受补，因为它们需要更多的阳气来运化。

因此，中医开熟地、阿胶之类的药物时，一般都会配合行气的药物，比如陈皮、山楂，就是为了使滋腻之品动起来，更容易为身体所吸收，而由一众行气药组成的木香顺气丸，也就可以针对更重的湿气发挥作用，虽然名含"顺气"，却是香砂平胃丸、二陈丸等祛湿药物无效时，可以选择的"高阶祛湿药"。

为什么湿气特别难消除?

风、寒、暑、湿、燥、火是中医的致病外邪,其中湿是最难缠的。

中医讲祛湿最难缠,西医讲病毒感染最棘手

中医形容湿气伤人"如油入面",意思是把油加在面粉里的黏腻,是很难快速洗净的,由此形容湿的治疗之棘手,治愈需要时间,这是中医的概念。

西医中,同样棘手的就是病毒感染了。一些乙肝病人或者是乙肝的"健康带毒者",一生都需要和病毒抗争,包括艾滋病感染者,一生都是带毒生存,终身服用抗病毒药。他们的舌苔很容易长期厚腻,一般的祛湿药物很难消除,就算清除了一段时间,很快又恢复厚腻。

同样,新冠疫情时期,医生们发现很多新冠病毒感染者的舌苔是厚腻的,随着症状消退,舌苔才会逐渐恢复正常。从中医角度来讲,新冠病毒感染属于"寒湿疫",也是湿气缠身了。

无论乙肝还是新冠病毒感染,都是病毒感染。病毒不像细菌,细菌再小也是一个独立的生命体,而病毒的结构极其简单,本身不具备繁殖能力,

必须入侵宿主细胞，利用宿主细胞作为自己的"代工厂"，让自己活着同时繁殖下去。

也就是说，病毒感染是和人体深度捆绑的，这个特点与中医形容湿的"如油入面"非常像。从西医角度讲，抗病毒治疗难于一般的抗菌治疗；从中医角度讲，祛湿比散寒清热困难，治疗时间也更长。

木香顺气丸 ➡ 可有效纠正湿阻导致的胃口呆滞

由此也提示我们，感染病毒时，要借助中医的祛湿药物，包括夏天中暑时的呕吐、泄泻。西医可能将其诊断为胃肠型感冒，它也是由病毒引起的，这种病毒叫柯萨奇病毒。

患胃肠型感冒的人舌苔也是很腻的，治疗这种感冒会用到藿香正气水，它也是祛湿的，只是比木香顺气丸的燥湿之力轻。很多人在胃肠型感冒痊愈后，很长时间没胃口，感觉胃像"呆"住了一样，一动不动了，而且舌苔腻很严重。

如果治感冒时还输了液，舌苔腻还会加重，因为水是阴性的，需要阳气去运化，输液就是大量的水从非常渠道一下子进入身体，这会使阳气再次耗虚，水不能被运化就成了湿。

这时，可以先试试香砂平胃丸或者加味保和丸。如果仍旧无效，就可以用木香顺气丸了，它的行气力量超过前两种药，可以推动胃肠蠕动。它的温性则能扶助阳气，提高代谢率，这样双管齐下，才可能打开胃口，纠正湿阻导致的胃口呆滞。

需要说明的一点是，有些人消化不良而脘腹胀满，没有食欲，同时还会反酸、吐酸。人一旦反酸、吐酸，就不适合用木香顺气丸了，因为《黄

帝内经·素问》讲"诸呕吐酸，暴注下迫，皆属于热"，反酸、吐酸是因为
胃热，既然是热，就不能再用温性的药物了，而要用左金丸，因为左金丸
中有能清胃热的黄连。

木香顺气丸、沉香舒气丸、舒肝理气丸、苏子降气丸，该怎么选？

药店里，名字里有"顺气""理气"的药物很多，但是区别很大，下面一一讲讲。

木香顺气丸

木香顺气丸的功效是行气祛湿。行气是为了祛湿，所以服用者的各种不通一定是因湿而起的。

湿的表现要很明显，最准确的观察指标就是舌苔，舌苔腻同时伴随各种腹部的饱胀，食欲不振，而且在服用香砂平胃丸、加味保和丸之后效果不好，再用木香顺气丸。

舌苔腻一旦改善，就要停用木香顺气丸。毕竟木香顺气丸性质温燥，行气力强，湿气不太重就用它或者服用时间太长，会因为干燥而上火，或者因为破气太过而气虚，人会出现疲乏问题。

沉香舒气丸

沉香舒气丸是个疏肝理气的药。虽然治疗的病状中也有食欲不振、饱胀的问题，但这些都是肝郁导致的，是肝火犯胃的结果，没有湿的问题。

通俗来讲，当一个人因为生气而"气饱了"，气得毫无食欲时适合用这个药。肝郁容易化火，所以这个药还能兼顾胃热而致的反酸、吐酸水。

这个药治疗的饱胀，主要是两肋而不是胃脘，因为两肋是肝经巡行的部位。需要注意的是，这个药疏肝破气的力量也很强，久服容易耗伤正气，一旦肝郁减轻，食欲恢复，就要停药或者减量了。

舒肝理气丸

舒肝理气丸也是疏肝气的药，但疏肝力量比沉香舒气丸和缓，适应证主要是胸胁胀闷，气郁不舒。

也就是说肝郁较轻或者因为刚刚发生，还没过多伤及脾胃，还没影响消化和食欲的时候。如果能在这个时候及时疏肝，后面的食欲不振，各种饱胀、反酸也许就不会出现了。

苏子降气丸

苏子降气丸降的气是肺气，作用在肺和肾这两个脏腑上。与前面几个药作用在肝脾胃上完全不同，它针对的是老年人的"老慢支""肺气肿""肺心病"，通过降气化痰治疗咳嗽痰喘。

因为"肺为储痰之器，脾为生痰之源"，所以用健脾化痰的药物，比如紫苏子、陈皮、半夏，通过减少痰的生成来减轻咳痰喘。

与此同时，还用到了入肾经的沉香，改善久病导致的上盛下虚。因此，这个药适合的是肺气不降而且肾气虚导致的咳嗽喘息，咳嗽的时候没底气，甚至上气不接下气，而且痰多而胸膈痞塞，多见于体质虚、年纪大的人"老肺病"复发时。

5 既能减肥又能增重，既能止泻又能止咳

——参苓白术丸能当"输液伴侣"

参苓白术丸

药物组成 人参、茯苓、白术（炒）、山药、白扁豆（炒）、莲子、薏苡仁（炒）、砂仁、桔梗、甘草

功　能 健脾益气

主　治 脾气虚导致的体倦乏力，食少便溏

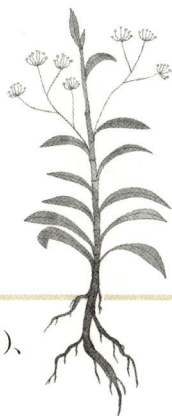

参苓白术丸源自宋代《太平惠民和剂局方》的参苓白术散。原方主治的是"脾胃虚弱，饮食不进，多困少力，中满痞噎，心忡气喘，呕吐泄泻及伤寒咳噎"。

现在的药品说明书上，没有"伤寒咳噎"这一项，这就缩小了这个药的使用范围。事实上，不仅中医在患者咳嗽的时候会用到它，很多西医也会嘱咐输液的病人"吃点参苓白术丸"，因为它是"培土生金第一方"。

为什么孩子会有黑眼圈？

经常见到小到三四岁、大到十几岁的孩子有明显的黑眼圈，家长也是百思不得其解。

孩子明明睡得很好，为什么眼圈却长期发黑、发青？每次我都会问家长："孩子之前是不是输过液？"百分之九十都会被我猜中。孩子的黑眼圈不是因为缺觉，而是静脉输液导致的。

黑眼圈是脾气虚、脾阳受损的标志

输液就是大量的水从静脉这个非正常渠道一下子进入身体。输进去的水会进到血液中，循环的血液量迅速增加。

心肺是负责推动血液循环的，孩子弱小的心肺推不动这么多水，血液循环变慢，氧气运输变差，血液因为缺氧而颜色变深。眼周是全身皮肤最薄的地方，深色的血液就从这里透了出来。也就是说，孩子的黑眼圈，是脾气虚、脾阳受损的标志。

你可能会问："不是心肺的问题吗，为什么是脾气虚了？"中医、西医的五脏不是同一回事，中医的脾不是长在腹中的脾脏，中医的脾是系统功能的总称。脾是主运化的，这个"运化"既包括对食物的消化，还包括水液的代谢、推动，而水液最终是要进入血液中的，这就涉及主管血液循环系统的西医中的心肺。

输液起效快，但也要巧用参苓白术丸做"输液伴侣"

急性炎症需要输液治疗，这是因为输液起效快，药效强，但是输液时，无论大人、孩子都会没胃口。如果仔细观察，患者的舌苔也是腻的，因为脾运化不了输进去的水，由此生湿。

此外，输液用的消炎药、抗生素多是寒凉的，这进一步直折脾气。因此，输液虽然治好了感冒发热，但是如果经常输液，这个孩子就会经常感冒，就是因为输液这种治疗方式伤脾了。

脾属于土，肺属于金，脾为肺之母，母亲虚弱，孩子不可能壮实。为了减轻输液这种治疗方式的副作用，就要"培土生金"，参苓白术丸就是"培土生金"的代表方。

其中的人参、茯苓、山药、白扁豆、莲子、薏苡仁、砂仁都是健脾培土的，桔梗宣肺，又能载药上行。在输液时或者之后，可以用参苓白术丸做"输液伴侣"，一来能最大限度地减轻输液这种形式对身体的损伤，二来通过健脾使肺气茁壮，由此降低后续感冒发热的可能性。

很多临床医护，包括西医医护，遇到输液的时候不吃饭、舌苔腻的病人，会建议他们去买点参苓白术丸，或者买"江中"米稀当粥喝，因为"江中"米稀里含有参苓白术散的成分，而米稀这种形态，又是相对好消化、能健脾的。

增重、减肥，为什么都用它？

　　我最早知道参苓白术丸，还是在我很小的时候。那时候经济不发达，生活条件差，有个亲戚很瘦，类似现在的营养不良。她去找中医看病，中医开给她的就是参苓白术丸。

　　后来我上了大学，带我实习的老师告诉我，我国 20 世纪 60 年代的"三年困难时期"，因为食物短缺，很多人营养不良导致水肿，治疗水肿用的也是参苓白术丸，当时人们甚至把这个药当成"营养药"。

参苓白术丸 ➡ 有健脾功效，可助减肥

　　其实，参苓白术丸并不含多少蛋白质这类营养素，之所以能治疗营养不良导致的水肿，是因为它能健脾，增加了脾气对营养的吸收，可以最大限度地攫取有限食物中的营养。这也是对中医说的"诸湿肿满皆属于脾"的验证。从这个原理延展出来，就是参苓白术丸能减肥的原因。

　　中医的脾是身体里的"物流"，脾虚时，代谢废物包括废水不能运出去，而是停在身体里，这个人就会变得臃肿，"湿胖"就是这样产生的。"湿胖"虽然发生在营养过剩的现在，但发生机理和饥饿导致的水肿是一

样的：都是脾虚运化无力导致的。营养过剩是饮食过量"累"坏了脾，饥饿是饮食不足"饿"坏了脾。二者都会导致脾对废水、废物的运化无力，"湿胖"和水肿都是因为废水停滞导致的。从这个意义上说，参苓白术丸也是"湿胖"人的"减肥药"，通过健脾而利湿，可以去掉他们身上的"注水肉"。

参苓白术丸 ➡ 不仅能减肥，还能增重

其实，这个药不仅能减肥，还能增重。金元时期的名医李杲在《脾胃论》中说："脾胃俱虚，则不能食而瘦，或少食而肥，虽肥而四肢不举，盖脾实而邪气盛也。"这段文字里包含了两种状态和体形：一个是不能吃而瘦；一个是吃得少却胖，喝凉水都长肉。虽然分属胖、瘦两个极端，但都是一个起因，都是因为脾虚，这种瘦子不是营养不良，而是不吸收。

我见过一个女孩子，特别能吃，而且特别喜欢吃肉，一个人可以吃两客牛排，但是很瘦。当时她去看中医，中医给她开的就是参苓白术丸。后来，这个女孩子结婚生孩子，出了月子就开始发胖，孩子都上小学了，她还处于"喝凉水都长肉"的严重肥胖状态。她去看中医时，医生给她开的还是参苓白术丸。

同一种药，既能减肥也能增重，从西医角度讲是说不过去的，因为减肥和增重在能量代谢上是矛盾的。中医之所以可以用同一种药，是因为立足的是肥胖和干瘦的产生机理——脾虚。中医着眼于改变胖、瘦形成的过程，使营养和"垃圾"都归位，这就可以使胖子变瘦，瘦子变胖了。

这也从另一个角度提示：年轻时怎么吃都不胖的人，如果因为长不胖而暴饮暴食，脾气只会更加虚弱。在接下来的日子里，无论是经历生育还

是生病等转折点，只要身体有了一次"重新洗牌"的机会，他们就可能从一个"吃什么都不胖"的瘦子，变成"不吃也长肉"的胖子。这是因为他们在因为瘦而暴食时累坏了脾，没有清运垃圾的能力了。

喝了水就排尿，身体为什么存不住水？

经常有人喝了水就要小便，为此长途旅行都不敢喝水，这些人多是女性，而且多是很少运动的。

人之所以喝了水就排尿，身体存不住水，就是因为脾虚，没有运化水的能力，水还没被身体利用就变成尿排出去了。形象一点说，好像一锅冷水，下面没有火，或者火着得很弱，火力不足以将水蒸化为水汽。

脾虚的人，身体缺乏利用水的能力

我们身体能利用的水，是要经过"加工"、带有能量的。从宏观角度讲是"点阴为阳"，从微观角度讲就是水化气。这是因为水是阴性的，只有被身体的阳气加持，才能为身体所利用。

脾虚的人缺乏的就是这个蒸化水、给水加持能量的能力。参苓白术丸的作用就是使釜底之薪保持旺盛，把喝进去的水正常地"烧"开，而为身体所用。

喝了水就排尿的人多是缺乏运动的，因为运动可以使肌肉做功，产生能量，有了能量，人的阳气就旺盛了，阳气可以将水化为气，而且可以从皮肤蒸化出去。

参苓白术丸 ➡ 可以健脾利湿，提升水液代谢率

成年人人体的体表面积有 1.6 平方米左右，相当于一张榻榻米的大小。在这么大面积的皮肤上，每分每秒都进行着水液蒸发，西医称之为"无感蒸发"。就算不出汗，你感觉不到，这个蒸发水液的功能也在进行，这就使得小便并不是身体唯一的水液排出通道。

身体强壮、平时运动的人，"无感蒸发"就旺盛，这种人不会喝了水就排尿，而且皮肤也会比喝了水就排尿的人更好。这是因为蒸发水液的过程，就是皮肤由内而外的"保湿"过程。很多女性想不明白：为什么身边的很多男性，一辈子没好好洗过脸，更没用过护肤品，皮肤却比女性还好？就是因为他们身体好，平时好动，"无感蒸发"能力很强，可以随时给皮肤洗澡、"保湿"。因此，我们常说，运动是最好的美容方式。

由此我们也可以得知，参苓白术丸可以帮助那些还没建立运动习惯、身体缺乏锻炼的人，改善他们喝了水就排尿的毛病，从根本上实现皮肤保湿，帮助护肤。因为参苓白术丸通过健脾利湿，提高人体代谢率，帮助水化气而从体表蒸发，帮助身体存住水，蒸化水。

喝了水就排尿，问题除了出在中焦，脾气运化水的能力不足上，还会涉及下焦，肾蒸化水的能力更能从根本上影响水液代谢，如果肾出问题，喝了水就排尿的病状就更严重，甚至可能形成"尿崩"。对此，参苓白术丸的效果就不足了，必须借助药物来补肾的力量，这就需要用五苓散了。

大便不成形，是参苓白术丸的"准入证"

参苓白术丸无论是用来治疗消化问题，还是用来解决容易感冒或者"湿胖"的问题，都有一个"准入"条件，那就是大便不成形。大便不成形是脾虚的表现，也是湿气重的表现。这是因为脾气不能很好地运化水，大便的含水量便会增多，才难以成形。

以上这个道理也体现在舌头上。参苓白术丸适应的舌象，应该是舌体胖、有齿痕，甚至舌苔因为含水量多而有水滑感，这些都是水液代谢不好的表现。

参苓白术丸 ➡ 有健脾之效，可提高水液代谢的能力

参苓白术丸健脾的方向，就是提高其代谢水液的能力。如果是脾虚，同时有便秘的问题，这个药就要慎用，否则会加重便秘，由此导致上火。

之所以这样强调，是因为脾虚也会导致便秘。脾虚的人之所以出现便秘的情况，不是因为大便干燥，而是因为排便无力。这种类型的便秘不能用泻药，要用补药，即要用健脾药，健脾药中能通便的当数生白术。

遇到老年便秘、虚性便秘者，有的中医会让他们用 50 克生白术浓煎后

服用，借此通过助推肠道而排便。

生白术有很好的"运力"，炒白术的健脾之力更强

因为生白术保持了白术"运"的特性，而脾虚就是运化无力，借助生白术的"运"，恰好可以使脾气更有力。无论是推动食物的消化还是水液的代谢运行，人体都需要很好的"运力"来完成。

然而，炒白术就不同了。炒白术是用麸皮或者土炒制而成的。脾对应着土，用土炒之后白术的健脾之力更强，并因此增加了白术的燥性，蒸化之力也增强，水液因此得以被运化、蒸化。大便含水少了，就容易成形。如果原本是便秘的，炒白术会蒸化肠道原本不多的水液，便秘就会加重。

在很多中医的经验中，一味炒白术的效果，相当于干姜、甘草、人参合在一起的效果：既可以温补脾胃，又可以运中焦。通俗地讲，一味炒白术既可以推动水液，又可以蒸化水液，这也是参苓白术丸治疗湿胖的原因所在。其中，炒白术厥功至伟。因为"湿胖"就是身体不会运化水，多余的水停在了身体里，而形成"注水肉"。

同样原理的还有自汗，明明不太热，没怎么动却浑身大汗，这也是身体没运化好水的表现，这时候会用到玉屏风散，其中炒白术也是主药，能有如此"脱水"效果的炒白术，对肠道缺水的便秘的人来说，自然要慎重使用。

6 "五脏六腑皆令人咳，非独肺也"

——香砂六君子丸也是一种止咳药

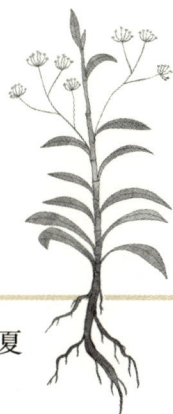

香砂六君子丸

药物组成 木香、砂仁、党参、白术、茯苓、甘草、陈皮、半夏

功　能 益气健脾，和胃

主　治 脾虚气滞，消化不良导致的嗳气食少，脘腹胀满，大便溏泄

香砂六君子丸是常规认知中健脾祛湿的药，它的治疗定位也多围绕消化系统。事实上，中医的"脾"，不等于西医的消化系统。

中医的脾是主运化的，这个运化，既包括把饮食化为精微，并将精微物质转输至全身，还包括吸收、转输和布散水液的作用。

脾虚时，无论是食物还是水液，都可能运输不畅，这就容易形成中医说的痰、湿，由此引发的病状也就不局限于消化系统了。就像《黄帝内经·素问》所言："五脏六腑皆令人咳，非独肺也。"《证治汇补》说："脾为生痰之源，肺为贮痰之器。"《医方类聚》中则记载："治嗽正当养脾，以土生金，而肺病自安矣。"很多人的咳嗽，特别是孩子，就是吃出来的，问题出在脾上而不是肺上。香砂六君子丸的适应证也就远不止胃肠道了，它是可以治咳嗽的。

进补之前的"开路药"

体质虚弱的人需要适度进补，但有的人别说进补了，甚至只是吃了两颗荔枝，抑或是一块羊肉马上就会上火，会长口疮、嗓子疼、牙龈肿等。

他们平时会有气无力，特别怕冷，明显没什么火力。而那些远比他们体质壮实、火力旺的人，吃一斤羊肉、一斤荔枝都没事，显然这就不是羊肉、荔枝性质热的问题了。

香砂六君子丸 ➡ "虚不受补"之人进补前的"开路药"

根本问题出在脾胃上，因为他们脾胃虚弱，不能运化的食物堵在中焦，而下焦的肾水本身就弱，再被瘀堵的脾气阻隔，更不能上济心火。由此一来，人就会一边冷，一边上火，出现口腔溃疡、咽喉、牙龈肿痛，脸上长痘痘及失眠心烦等症状，其实是在上"虚火"。

这时候，有人会通过贴敷足底涌泉穴的办法，鼓动肾水上济虚火。中医治疗这种虚性失眠，有个名方交泰丸，就是用黄连配肉桂，黄连负责安抚焦虑的心火，肉桂负责鼓动沉寂的肾水，上下的水火交融了，心神安静了，人就入眠了。

然而，无论是贴敷涌泉穴，还是内服交泰丸，对有的人来说仍旧无效，就是因为他们没有充分地健脾、运脾，就算肾水鼓动上来了，心火压制下去了，但中焦是堵着的，水火还是见不了面，去虚火的效果自然不好。

香砂六君子丸这就有了用武之地，它是虚不受补之人进补前的"开路药"。其中的木香、砂仁、陈皮、半夏，去掉了阻隔中焦脾气的湿，党参、白术、茯苓、甘草通过健运脾气，去掉痰湿产生的根源。由此实现对湿气的标本兼治，上面的火和下面的水就可以交融了。

虚不受补 ➡ 分两种情况

虚不受补有两种情况。第一种是本身为阴虚内热的体质，但吃了红参、肉桂之类的补气药，由此引起的上火，这种多是上"实火"，会有大便干、口咽干燥的实火伤津的表现。

第二种虚不受补是本身就舌苔腻、消化功能弱，又吃了熟地、阿胶之类的补阴药，它们滋腻的性质加重脾的运化负担。由于人体运化不了而生湿，由此导致舌苔变腻、胃口变差。与此同时，因为郁久中焦而化热，由此引发口疮、嗓子疼、牙龈肿等问题。

第二种虚不受补的情况更为常见。一来现在脾胃弱的人很多；二来阿胶、熟地之类补阴之品性质并不热，进补时人们对它们的提防，没有对红参、肉桂这类热药的提防那么重。

其实，进补这类补阴养血药之前，是最需要"开路药"的。香砂六君子丸之所以能为进补扫清障碍，就是因为它是由一众补气化湿的"动药"组成的，可以帮助脾胃运化阿胶、熟地这种滋腻的"静药"。

只要舌苔腻，有齿痕，这个药最好能连续吃三五天，吃到舌苔干净、齿痕减轻再进补，就可以避免一大部分的虚不受补的问题。如果已经有了香砂六君子丸的说明书中提到的病状，就算不准备进补，也适合服用。因为这样的症状是脾气虚、湿气重的表现，不及时纠正，很可能连日常饮食的吸收运化也会出问题，甚至出现虚不受补的情况。

孩子为什么比成人容易咳嗽？

孩子的病其实很单纯，治疗也并不复杂，无非就是吃多了、穿厚了或者着凉了，其中吃是主要问题。一方面，孩子生长发育得很快，需要保证营养；另一方面，孩子又多是脾气虚的。

孩子多脾虚，很难运化过多的食物

脾是"后天之本"，既然是"后天"，就只能随着长大逐渐变强。一般要到学龄之后，脾气才可能逐渐健运。

注意观察会发现，两三岁的孩子多会挺着小肚子，那么鼓的肚子里并不是脂肪，而是膨出的内脏。因为"脾主肌肉"，小孩子多脾虚，腹部肌肉无力约束内脏，小肚子才会膨出。

脾虚严重的时候，孩子会发生"疳积"，"疳积"的表现就是面黄肌瘦、毛发稀疏、腹部膨隆。而且脾虚越重，孩子的小肚子越大，他们的肌肉因脾虚而太缺乏束缚力了。

以孩子这样的脾气特点，是很难运化过多的食物的，但家长特别担心孩子因为营养不良而影响生长，所以高营养、高浓缩的食物往往被家长寄予厚望，其中最具代表性的就是奶酪。

浓缩的食物运化起来更吃力，更费脾气

奶酪是牛奶浓缩的产物，据说要 10 斤牛奶才能产生 1 斤奶酪，这种吃 1 斤顶 10 斤的高营养食物，一下就被家长看中了。但是要知道，浓缩的食物运化起来更吃力，更费脾气，运化 10 斤牛奶所需的脾气，才能把 1 斤奶酪运化。

没有这样足的脾气，运化不了吃进去的奶酪，就要生湿化痰，这也是中医说的"肥甘厚味"中的"厚"，不仅味道浓厚，质地更因为浓缩而厚重，类似的还有冰激凌。

过去的冷饮，无非是"红果冰棍""小豆冰棍"，只需要忌讳它们的寒凉。但现在除了寒凉冷饮，还有浓缩的牛奶和糖，这就要消耗更多的脾气。

脾气恰恰是孩子的薄弱环节，浓缩、滋腻的食物更会使孩子脾气被累虚，之后马上累及的就是肺。吃了冰激凌、奶酪、蛋糕之后就咳嗽，舌苔很腻，原因就在这里。因此，"肥甘厚味"中的"厚"，是现在预防孩子感冒咳嗽的新忌口。其中就包括各种浓缩的食物，比如浓缩的牛奶和果汁。

很多时候，它们就是咳嗽的元凶！必要的时候，无论是孩子还是大人，都可以用香砂六君子丸来辅助脾气，分担运化厚重的食物给脾气带来的压力。

只不过出于保养和维持的目的时，不必像治疗那样吃满治疗量，可以只吃治疗量的三分之一或者二分之一。孩子也可以减量，没必要天天吃，可以每周吃上两三天，以这样的频率坚持一段时间，脾虚减轻了，湿气不生了，因此而致的咳嗽也就避免了。

7 别把嗓子难受都当"慢性咽炎"治

——金嗓利咽片治的是"梅核气"

金嗓利咽片

药物组成 茯苓、法半夏、枳实（炒）、青皮（炒）、胆南星、橘红、砂仁、豆蔻、槟榔、合欢皮、神曲（炒）、紫苏梗、生姜、蝉蜕、木蝴蝶、厚朴（制）

功 能 燥湿化痰，疏肝理气

主 治 痰湿内阻、肝郁气滞导致的咽部不适，咽部异物感，声带肥厚

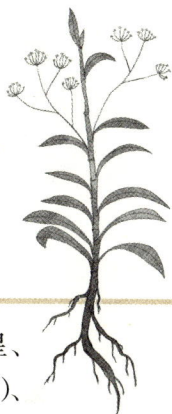

　　这个药虽名为"利咽"，但别把它当成治疗慢性咽炎的药，因为它是以张仲景的半夏厚朴汤为基础的，按照这个组方思路，这个药的说明书点明了治疗点：咽部异物感。但似乎，买药的人可能不认真看说明书或者看了也不懂，所幸还配了能利咽的桔梗、蝉蜕等，这就使其所利之咽，含义更广泛。

咽喉是"要塞"，八条经络经过咽喉

嗓子疼、不舒服很常见，大家对此一般都认定为肺热，上火了。这是因为咽喉通着肺，就像咳嗽，人们的第一反应也是肺热、肺火、肺炎。

中医认为"五脏六腑皆能让人咳"

对咳嗽，中医有"五脏六腑皆能让人咳"之说。现在高发的"胃食管反流"导致的咳嗽就是其中之一，咳嗽的症结不在肺而在食管和胃。还有就是脾虚生痰在先，肺为了排痰而咳嗽在后。中医说，肺为"贮痰之器"，脾才是"生痰之源"，脾虚会导致咳嗽。

咽喉不适也是同样的道理。咽喉是要塞，之所以是要塞，不仅是因为呼吸、饮食都要通过这里，而且因为一共有八条经络经过咽喉，它们分别是足厥阴肝经、足少阴肾经、手少阳三焦经、手太阳小肠经、足阳明胃经、足太阴脾经、手少阴心经和督脉。因此，不仅肺可以影响咽喉，肝肾也可以引起咽喉的不适，而且肝肾引起咽喉不适的情况并不少见，特别是出现慢性咽炎的时候。

肾阴虚、肝经不畅都会影响到咽喉

有的人有口干的问题，尤其是咽喉，到了夜里上颚干得严重，必须起来喝水，但也未必能缓解。如果细问，要么是年纪大了，要么是基础病缠身。比如糖尿病后期患者，他们的口干就是阴虚影响到肾经，是肾阴虚了，要用六味地黄丸这类补肾阴的药物，才能解决这种入夜口干的问题。

除了肾阴虚，肝经不畅也是影响咽喉的主要原因。这在女性中更为多见，她们总觉得咽喉部有东西，吐不出来又咽不下去。越是安静的时候，这种感觉越明显，真到了吃饭咽食物的时候，反倒没事了。这就是典型的梅核气，像含了梅子的核一样。很多人因此担心得了食管癌，其实二者很好区别：食管癌是有东西长在食管，咽食物特别是固体食物时会有明显的阻碍，这一点就与梅核气完全不同。

中医有个治疗梅核气的专方叫半夏厚朴汤，这个方子出自张仲景的《金匮要略》，原文是："妇人咽中如有炙脔，半夏厚朴汤主之。"此方由半夏、厚朴、茯苓、生姜、苏叶组成，通过行气散结、降逆化痰，化解堵在咽喉的异物感。

因为是肝郁导致的，所以除了咽喉有异物感，还可能伴随胸膈满闷，或咳或呕，很多人早上刷牙时会严重犯恶心，这也和肝郁有关，因为肝经在早上初萌，如果原本就郁滞，早上的肝郁就比下午严重。早上刷牙容易恶心，其实也是梅核气的另一种表现。以半夏厚朴汤为基础化裁而成的金嗓利咽片，也就比一般的清咽利咽药物有更广泛的适应证。

一来月经就嗓子哑是为什么？

曾经有位女性咨询者，是位中学老师，每到来月经时一定会嗓子沙哑甚至彻底失声。为此，她只能调到学校的图书馆，不再教课。然而，图书馆位于顶楼，夏天时特别热，她调到那里工作后，来月经时嗓子沙哑的情况更加严重了。

肝经气滞引起暂时性的音哑，需用逍遥丸疏肝解郁

这位女老师的爱人是当地的西医，解释不了也医治不了这个奇怪的病，于是便找到我求助。我给她开的方子就是以逍遥丸打底，再配合清咽的药物。

用逍遥丸是辨证论治，针对她的病性，和月经有关的多是肝郁，而逍遥丸是疏肝解郁的经典药物；用清咽的药物是辨病论治，毕竟逍遥丸里没有针对嗓子的药物，需要加上更有针对性的清咽的药物。她按这个方子来吃，行经失声时嗓子哑的症状减轻了很多，基本上可以发出声来了。

其实，这种西医无法解释的经期失声，《黄帝内经·素问》中早就解释过了："肝脉骛暴，有所惊骇，脉不至若瘖……"足厥阴肝经上循喉咙，如

果情绪突然紧张或者激动而致肝经气滞，可以引起暂时性的音哑，中医称之为"瘖"。

由于行经时肝经气血较盛，容易瘀堵，音哑就容易发生。经期过后，肝经过盛之气血已经随经血下泄，气郁就此减轻，声音也就恢复正常了。能疏肝的逍遥丸去除了经前的肝郁，说明书上没有"利咽"这一功效的逍遥丸，也由此拓展了其使用范围。

疏解肝郁的同时重在化痰湿，可解肝郁日久、痰湿凝结

由半夏厚朴汤化裁而来的金嗓利咽片，对治疗这种失声的效果也会好。它在半夏厚朴汤的基础上，加入了胆南星、砂仁、豆蔻、神曲，在疏解肝郁的同时重在化痰湿，这是因为"梅核气"是痰湿凝结的结果，肝郁日久，气机不利，痰湿就会凝结。

疏肝是去除原因，化痰是去除结果，再配合蝉蜕、木蝴蝶清肺热，毕竟肝郁日久会生热，肝火导致肺火而灼伤肺阴，加重咽喉不适。就像这个药的说明书所写，除了可以治疗咽喉异物感，还可以改善声带肥厚的问题。

声带肥厚是声带广泛性或局部性的体积增大，主要表现为声音嘶哑，声道异物感、痒痛干燥，在长时间用嗓人群比如教师、主播、歌手中尤其高发。这种"肥厚"在中医看来也属于痰湿凝结，通过理气化痰，可以减轻肥厚。

生活中，声带肥厚还是少见的，即便没有这个问题，很多人总是嗽嗓子，不嗽就觉得嗓子难受，而且越紧张越想嗽。这就不是单纯的肺热上火所致，而是类似西医的咽神经官能症，也称癔性咽喉异感症。

这类人会有各种咽喉异常的感觉，并且有此类情况的女性多于男性，

这种异常多与精神因素有关。中医的肝郁与情绪关系最密切，疏肝可以平复紧张的心绪，情绪紧张这个精神因素的源头去掉了，一紧张就嗽嗓子的问题自然会减轻。

第四节　满血复活、心平气静、干净利索也是健康指标

1 没正经药的甘麦大枣汤，为何能稳定情绪？

——脑乐静糖浆不止治"脏躁"

脑乐静糖浆

药物组成 甘草、大枣、小麦、蔗糖

功　能 养心安神

主　治 心神失养所致的精神忧郁，易惊失眠，烦躁

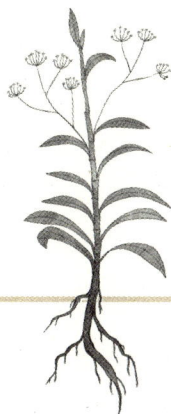

　　脑乐静糖浆的前身是《金匮要略》中的甘麦大枣汤，很多人熟悉甘麦大枣汤，知道它是用于更年期的，因为张仲景说了治"妇人脏躁"。

　　其实，这个方子的使用范围远不止如此，针对稳定不同性别、不同年龄的人的情绪，它都有作用，因为这个千年古方中，有现代人新发现的稳定情绪的成分。

没什么正经药的甘麦大枣汤

我有个同事的妈妈，七十岁出头，用同事的话说"总是无病呻吟"。今天这儿疼，明天失眠，后天便秘，大后天泻肚……但是，只要去医院检查，除了血糖稍高，没其他异常。

没异常又何至于此？显然是神经调节出了问题，我给她开的就是甘麦大枣汤加百合。同事拿到方子很诧异，她问我："这个方子里怎么没什么正经药？"的确，小麦、大枣、百合、甘草，除了甘草，其他都是食物，但就是这个方子，让她妈妈消停了，睡好了，各种不舒服也随之少了。

为何"脏躁"在女性中更高发？

著名中医岳美中大师，曾经有个详细的病例："1940 年于滦县，诊治一女性徐某，19 岁，欠伸不安，哭笑无常，得脏躁症，亦投以上方，其父曰：'方中之药，系经常之食品。'归后，取仓中之小麦 500 克左右，大枣 500 克左右，购甘草一大把，用锅煎熬之，令其女恣饱饮之。药后患者感头晕颇重，继之昏睡一昼夜始醒。翌日其父来述服药经过，嘱按原方服之。进数剂，经久未发。"（《岳美中医案集》）

甘麦大枣汤在《金匮要略》中的原文是："妇人脏躁，喜悲伤欲哭，象如神灵所作，数欠伸，甘麦大枣汤主之……甘草三两，小麦一升，大枣十枚，上三味，以水六升，煮取三升，温分三服，亦补脾气。"

"脏躁"是中医概念，是阴血消耗导致的，之所以被用在更年期，是因为更年期的女性一般已经经历了经、孕、胎、产这些用血阶段，阴血消耗到了一定程度，更容易"脏躁"。而按照现在这种"卷"的程度，不用到更年期，很多人阴血已经消耗过度了，都可以出现"脏躁"。之所以在女性中高发，是因为女性是"用血大户"，随着增龄，"脏躁"更高发，从西医角度讲，女性的神经敏感性更强，更容易失调。

甘麦大枣汤 ➡ **有如下几个适应证**

1. 肌肉少而硬：这类人多是身体消瘦的，而且肌肉容易紧张、僵直，与此同时面色没有光泽，这是血虚不能濡养肌肉和皮肤导致的。

2. 症状夸张：多以精神症状为主，表现多样，西医检查没有异常，即便有些异常，也不至于引起严重的症状，他们会夸大病状，会无名地委屈悲泣，神情恍惚，坐卧不安，失眠更常见。

3. 女性多见：女性因为情感细腻，是这类疾病的高发者，尤其有情感受挫经历者。

从症状上看，很像西医的神经衰弱、神经官能症，以及抑郁、焦虑状态。在服用西医神经类药物前，可以先试试脑乐静糖浆。它"没什么正经药"的组方肯定比西医的神经类药物安全，更少有毒副作用。

能稳定情绪的 γ - 氨基丁酸（GABA），藏在哪些食物里？

"没什么正经药"的甘麦大枣汤，之所以能治疗奇怪的疾病，是因为大枣、甘草健脾养血，小麦安心神，安定的心神可以回归到充盈的心血中，这就实现了中医的"阳入于阴则寐"。不仅晚上能安睡，白天也可以情绪平静，不焦虑不抑郁，而这些正是近年来西医的新发现。

GABA 有镇静和安眠的效果

1950 年，科学家首次在哺乳动物的脑部发现"γ - 氨基丁酸"（GABA）这种物质，之后的研究表明：GABA 是哺乳动物中枢神经系统的抑制性神经递质，GABA 与神经元上的受体结合后，能够抑制神经元的放电频率，从而产生镇静和安眠的效果。

随着年龄的增长和精神压力的增加，GABA 在人体内的合成受到影响，加上每天都要平稳情绪，更导致其含量逐渐降低，大脑神经的兴奋与抑制这对关系失调，由此引发焦虑、不安、入睡困难、睡眠障碍等问题。

随着社会发展，失眠和情绪问题逐渐严重。2001 年，日本正式将

GABA 列为食品级原料，2009 年中国卫生部将 GABA 列为"新资源食品"，旨在通过饮食，合理补充这种人体缺乏的神经递质，保证神经调节功能的正常运作，使情绪稳定。

GABA 的新发现与甘麦大枣汤殊途同归

GABA 的新发现，看似与甘麦大枣汤是殊途，但它们又同归。这是因为后来的研究发现，GABA 就藏在一些食物中，米、麦的胚芽，米糠，奶酪等。

从消耗上说，精神压力增大时，人的兴奋性会随之提高，抑制性神经会本能地提高功能，这样才能匹配过高的兴奋性，才能保证神经调节的平衡，这就导致了 GABA 这种抑制性神经递质的过度消耗。

从摄取上讲，现在人的粮食都是精细加工过的，不仅去掉了米糠，也去掉了胚芽。因为胚芽含油脂，保存时间长会氧化，这样精致的米面使我们日常的 GABA 摄取不足，这就加剧了神经失调、情绪不稳定的发生。

甘麦大枣汤中的小麦，是没经过精细加工的带着糠和胚芽的原小麦。按照中医理论，芽类、芯类的药物或者食物，多是入心经、能安心神的。比如莲子芯、竹叶卷芯、麦冬芯，包括茯神，就是抱着松根长的伏苓，中间有深色的芯，有这种芯的茯苓才是茯神。茯神就有很好的安神作用，芽、芯类食物具备的安神作用，很可能就来源于其中富含的 GABA。

孩子想长个子，先要睡得好

再没有什么比孩子不长个子，身高矮，更令家长担心的了。之前曾有多次报道，家长急于让孩子长个子，不辨青红皂白地给孩子注射"生长激素"，由此会引发问题甚至诱发疾病。

保证深睡眠的 GABA 也被用于帮助孩子的身高生长

事实上，只要孩子能睡好，没有特殊的内分泌问题，孩子的身高至少可以很好地遗传父母的基因。因为"生长激素"在深睡眠的过程中分泌最多，能保证深睡眠的 GABA，现在也被用于帮助孩子的身高生长。市面上已经有了含有 GABA 的糖，就是专门给孩子定制的。

成年人的骨骼已经定型，"生长激素"于成年人的作用就不再是帮助长高，而是帮助长瘦肉、减肥肉了。因为"生长激素"有促进肌肉合成和脂肪分解的作用，也就是说，如果睡眠好，人真的是可以"躺瘦"的。

甘麦大枣汤 ➡ 有助于改善睡眠，从而达到帮助"生长激素"正常分泌的作用

虽然甘麦大枣汤中没有额外添加 GABA，但通过改善睡眠也能达到帮助"生长激素"正常分泌的作用，无论是孩子还是成年人，如果不想借助 GABA，也不想吃脑乐静糖浆，又想要保证睡眠质量，可以用一味淮小麦煮水喝。

从中医角度讲，淮小麦是入心经的，可以安心，从西医角度讲，没经过精细加工的原麦，保存了富含 GABA 的淮小麦的芯和皮。

只是淮小麦要用到 30 克到 50 克，有的医生甚至用到 100 克，毕竟它只是麦子而已，只有用量充足，它的助眠作用才会明显。需要注意的是，安神助眠的是淮小麦而不是浮小麦，浮小麦是干瘪的麦子，浮小麦的作用是止汗不是安神。

2 炙甘草汤是生脉饮的"升级版"

——养心定悸口服液能使人"满血复活"

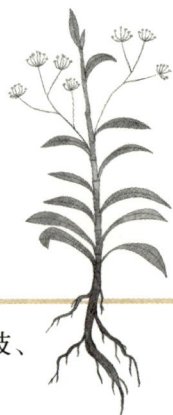

养心定悸口服液

药物组成	地黄、麦冬、红参、大枣、阿胶、黑芝麻、桂枝、生姜、炙甘草
功　能	养血益气，复脉定悸
主　治	气虚血少导致的心悸气短，心律不齐，盗汗失眠，咽干舌燥，大便干结

养心定悸口服液的药名给出了明确的适应证：治疗心慌、心悸，这也是它的原方——《伤寒论》中炙甘草汤的主症："伤寒，脉结代，心动悸者，炙甘草汤之。"

疾病由外感而起，发展到脉结代、心动悸的程度，多是内里的气血已经两虚了。炙甘草汤的主要效用不是定悸，而是养血益气，定悸不过是气血充盈之后的自然结果。

从这个意义上说，由炙甘草汤化裁而来的养心定悸口服液，是不折不扣的补药，可以帮助体质虚弱者满血复活。

补气养血可以使人"满血复活"

"脉结代、心动悸"是炙甘草汤的主症，什么是"脉结代"？

《濒湖脉学》言："结脉，往来缓，时一止复来。""代脉，动而中止，不能自还，因而复动。"意思是，脉跳动时有间歇，止有定数，跳几下一停的为结脉；脉有间歇，但止无定数，停搏没有规律的是代脉，类似西医的心脏早搏、心律不齐。之所以发生脉结代，根源是气血不足。

"脉结代"就是心脏的失代偿表现之一，需要补血养阴

我们的身体一分一秒都离不开氧气，氧气被吸进人体之后，需要血红蛋白的背负，才能被运到全身，血红蛋白就像运输氧气的"小船"。

血红蛋白含量低时，运血的"小船"少，血液背负不了充足的氧。为了尽可能地保证全身供氧，心脏就要多跳、快跳地泵血，以勤补拙，久而久之心脏就被累垮了。贫血的人多会心率高，严重的会心律不齐甚至心衰，就是因为心脏过劳而失代偿了。

"脉结代"就是心脏失代偿的表现之一，心脏功能类似中医的"心气"。中医讲，"血为气之母，气为血之帅"，气和血是相互依存和影响的，血虚

最终会导致气虚。

要想根治脉结代，改善心慌、心悸、心律不齐的功能失调，必须养血补气，这也就是养心定悸口服液的作用。此方中的地黄、阿胶、大枣、麦冬是补血养阴的，以此增强血液的背氧能力。此方还用到了红参、桂枝来温阳益气，帮助背足了氧气的血迅速运往全身，通过养血益气达到"多拉""快跑"的目的，使虚弱的身体"满血复活"。

什么情况下会出现这样的脉结代呢？

比如大病之后，这次新冠疫情之后，很多人之所以有心律不齐问题，是因为新冠病毒感染毕竟不是一般的感冒，它会伤及心脏，很多感染者有心肌损伤甚至心肌炎的并发症。

心脏这个"发动机"受损，后遗症自然就严重。养心定悸口服液对感染新冠病毒后的心悸疲劳、动则气喘、后背发凉的问题都有改善作用，因为这些都是气血虚的表现。

还有就是老人或因为疾病或者药物因素受影响的人，也会出现脉结代，比如肿瘤患者，现在发现，很多化疗药物是伤心脏的，很多肿瘤病人最终不是死于肿瘤，而是死于心脏问题。为此，国际医学界新兴了一个"肿瘤心脏病学"。由此可见，无论是肿瘤还是肿瘤的治疗，对身体，尤其是心脏都是巨大的消耗和打击。

适合服用养心定悸口服液的人，除了心慌心悸，体形多是偏瘦的，面色黄白或者萎黄，皮肤干枯，西医检查可能还有贫血的问题。此外，还要看舌头，舌质多淡红、淡白或暗淡的人适合用养心定悸口服液。

"舌淡红无色者，或干而色不荣者，当是胃津伤而气无化液也，当用炙甘草汤，不可用寒凉药。"如果没有贫血、血虚问题，只是单纯心律不齐，或者伴随的是体形肥胖、面色黯赤或油腻，则不适合使用养心定悸口服液，心律不齐的起因未必是气血虚，而肥胖、面色黯赤或油腻则多是痰热或痰湿导致的。

养心定悸口服液还能治复发性口腔溃疡

虽然养心定悸口服液主治的是心脏问题，但有复发性口腔溃疡的人，也可以试试这个药。因为心律不齐、口腔溃疡乃至便秘，虽然病状迥异，但可以是同一个病因：阴虚。

消耗性疾病及增龄老化到最后，都会伤到阴

中医中的阴和阳是相对的，也是互相依存的。阴指的是身体的物质基础，阳是这些物质基础产生的功能，正所谓"阳在外，阴之使也；阴在内，阳之守也"。

比如，肌肉运动会让我们有力气，其中肌肉是阴，力气是阳。肌肉、骨骼、皮肤、血液这些有形的东西，都属于阴，阴中更加狭义的是阴液，这个狭义的阴，指的是一切有营养的体液，也包括了血液。

消耗性疾病及增龄老化到最后，都会伤到阴。因此，患慢性消耗性疾病的人，比如糖尿病、甲亢、癌症患者到后期都是偏瘦的。老年人，就算不瘦，肌肉也是萎缩的，而且身高会变矮。这是因为肌肉骨骼中这些身体之阴被消耗了。

阴既然包括阴液，阴虚就会影响到血液的濡润作用。当血脉得不到充足的濡润时，就会产生脉结代、心动悸，而口腔溃疡和便秘，便也在阴虚的基础上发生了。

阴虚会导致免疫力下降，阴液缺乏也会影响肠道

当口腔溃疡伴有便秘问题时，我们容易将其与上火所致的口腔溃疡相混淆。然而，仔细观察就会发现，适合用养心定悸口服液来治疗的口腔溃疡，人往往偏瘦甚至是干瘪的，不像上实火之人那么壮实丰满。

口腔溃疡的表面也不会像实火的那样红、肿、热、痛，而是疮面暗淡不红，迁延很久不愈，或者刚愈合又发作，特别是劳累、失眠之后，这就更提示这种口疮并非上火，而是虚性的，是缺水、阴虚导致的。

包括癌症晚期患者，癌症的消耗加上化疗损伤，对人体的阴液造成巨大耗损。我们身体的百分之七十左右都是水，缺水会直接影响身体功能，其中包括免疫功能，所以阴虚会导致免疫力下降。而口腔是细菌数量和种类很多的地方，一旦免疫力下降，细菌就会从口腔黏膜攻入，口腔溃疡是免疫力降低的预警和结果。

同样，阴液缺乏也会影响肠道，由此导致便秘，而便秘既是阴虚的结果，也是心悸的诱因。很多心脏病急性发作，都和用力排便有密切的关系，这也是炙甘草汤用火麻仁的原因，用它是为了润肠，减轻心脏负担。

养心定悸口服液 ➡ **不仅是气血双补，而且是气阴双补的**

养心定悸口服液将火麻仁换成了黑芝麻，也是同样的效用。再以地黄、麦冬补阴，给身体增液，使血液恢复濡润功能，同时修复缺乏水液润泽而

损伤的口腔黏膜、润滑肠道。从这个角度说，这个药不仅是气血双补，而且是气阴双补的。

就是因为涉及气阴，养心定悸口服液还可以改善血压低的问题，因为血压低大都起因于气阴虚，比如夏天出汗多而伤阴，血容量不足而血压降低，人会中暑晕倒。

这时候需要用生脉饮补气养阴来充盈血脉，稳定血压，而养心定悸口服液就包含了生脉饮的成分。有所不同的是，生脉饮只是通过补阴增加血容量，而养心定悸口服液除了补阴还能补血。

养心定悸口服液除了能增加血容量，还可以增加血液的"含金量"，让血液有足够的血红蛋白去背负氧气；除了可以改善干瘦的阴虚，还能改善面色㿠白或者萎黄的血虚。

炙甘草汤为什么用酒煎？

医学的"医"的繁体字"醫"，下面是个"酉"，这就提示了医学和酒的关系。不过，这并不是现代人嗜酒的理由。

用酒煎炙甘草汤，是为了养血通脉

因为高度的白酒是利用蒸馏技术所造的，我国到了元代以后才有这种技术。在《伤寒论》所处的汉代，人们只能酿造低度的酒。

在古代，即便有了蒸馏技术，高度酒一般也是给下层劳力者喝的。这是因为他们要借助高度的酒精让自己迅速暖和起来，提振精力，比如马上能在冰天雪地中负重前行。相反，有钱的士大夫大多是喝黄酒这种低度酒的，在小酌浅饮中慢慢去体味和享受。

《伤寒论》中，有几个方子是要用酒煎的，其中一个就是炙甘草汤，原文是这样写的："……清酒七升，水八升，先煮八味，取三升……"古代清酒一般是冬天酿好了，放到坛子里密封起来保存以醇化，到夏天拿出来饮用，相当于清醇的陈米酒。

清酒的度数也就十几度（%vol），用它和药一起煮，一个作用是养血通脉，就像南方产妇月子里要吃"醪糟鸡蛋"。醪糟就是米酒，用它能养血化瘀、补养气血。另外一个作用是行药滞，因为方子中用到了地黄、阿胶，这些药物是滋腻的。

用酒助推则可以规避熟地、阿胶的滋腻问题

熟地、阿胶滋腻的问题，一直被很多人诟病，有人觉得这是这类药物的缺点。事实上，这不是它们的缺点，而是特点，因为这类补阴药是入肾经补肾阴的，而中医的"肾"，是身体这座大楼的"地基"。补肾阴相当于打地基，必须用质地滋腻夯实之品。非此，地基就是个"豆腐渣"工程。

在服用此类药物时，有很多办法可以规避滋腻的问题，其中一个就是用酒助推这些滋腻的"静药"，使它们动起来，更容易被身体吸收。因此，熬制阿胶时也是要加黄酒的，目的与炙甘草汤用清酒煎是一样的。

虽然养心定悸口服液中没有酒，但有人参、桂枝、生姜，这些都是补气升阳的"动药"，它们的灵动性也可以助推熟地、阿胶，所以，这类气血双补的名方，大多不存在大家担心的滋腻问题。

3 芍药甘草汤有"破"力

——此肝非彼肝，健肝乐只养中医的肝

健肝乐

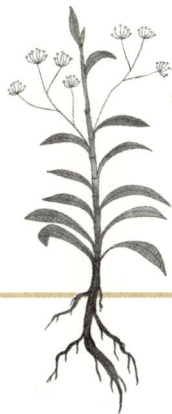

药物组成	芍药、甘草
功　能	养血护肝，解毒止痛
主　治	急、慢性病毒性肝炎等

　　一看健肝乐的这个药名，平时喝酒多，工作强度大，有慢性肝病的人，可能会认为这个药能护肝，而这正是对这个药物的误解。

　　健肝乐所健之肝，是中医的"肝"，如果你把中医的"肝"与西医的"肝"画了等号，定会痛失健肝乐这个好药。

此肝非彼肝，中医的肝比西医的肝要复杂

健肝乐出自《伤寒论》中的名方芍药甘草汤，原方只有芍药和甘草两味药，原文是："伤寒脉浮，自汗出，小便数，心烦，微恶寒，脚挛急，反与桂枝汤，欲攻其表，此误也……若厥愈足温者，更作芍药甘草汤与之，其脚即伸。""脚挛急"就是脚抽筋，芍药甘草汤能使挛急伸展开来，暗含的是中医的疏肝之理。

中医的肝主筋、藏血，还有"将军之官"的称呼

中医的"肝"主筋，身体的软组织、肌肉、韧带、软骨都属于"筋"，各种肌肉痉挛都与中医的"肝"有关，芍药入肝经，能养肝，因此是此方的主药。

中医的五脏不同于西医的五脏，西医的五脏就是结构性的器官，是我们可以通过 B 超、CT 看到的，而中医的五脏不是结构性的。中医重视功能，中医的五脏相当于五个功能系统。

具体到肝，西医的"肝"有储存糖原、合成蛋白质、处理有毒物质的作用。如果身体过劳，肝脏就要加班工作以供能；如果吃了有肝损伤的药，

肝脏不断解毒就会累垮；如果被病毒感染，肝脏就会发生慢性炎症，就此罹患乙肝、丙肝、戊肝等。这时候，就需要保肝。枸杞、阿胶之类都有这种保肝的效果，但此非芍药所擅长。

健肝乐健的是中医的"肝"，是因为中医的"肝"，除了和血有关，所谓"肝藏血"，这一点与西医"肝"的功能近似，中医的"肝"还是"将军之官"，之所以有这个称谓，因为中医"肝"的秉性与将军一样，是宁折不弯的。

要养中医的"肝"，一定让肝气条畅

要养中医的"肝"，就一定要顺着它的脾气，这就是让肝气条畅。一旦肝气郁滞，肝所主的筋就要受影响，抽筋挛急就是结果之一。

芍药甘草汤能使"其脚即伸"，因为芍药的养肝，是通过"破"来养的。通过冲破郁滞的肝气，使肝气条畅。著名国医大师裘沛然早就给芍药定过性："《伤寒论·辨太阴病脉证并治》280条载：'太阴为病，脉弱，其人续自便利，设当行大黄、芍药者宜减之。'此芍药与大黄并提，既然'自便利'，当减大黄、芍药，说明芍药与大黄均有通便作用，临床上我将白芍与当归并用，取其通便之功，辄效。"

中国现存最早的中药典籍《神农本草经》中说，芍药"主邪气腹痛，除血痹，破坚积、寒热、疝瘕，止痛，利小便，益气"。《名医别录》说："芍药通顺血脉，缓中，散恶血，逐贼血，去水气，利膀胱……"这些经典记载的内容，证实了裘大师对芍药的经验：芍药其实是一味有"破"力的药。

肝气一旦郁滞，不能舒畅，引出的问题可能远比肝炎要复杂得多，源自芍药甘草汤的健肝乐，借"破"力健"肝"，它健的这个"肝"自然不只是得肝炎的那个"肝"了。

抽筋、便秘都与中医的肝有关

我之前有个亲戚，八十多岁，是位老知识分子，特别注意保养，几乎是按营养成分表吃饭的。有一段时间，他的小腿频繁抽筋，吃了钙片也不管用，我就让他试试芍药甘草汤。

吃了一周后，他小腿抽筋的状况就好转了。虽然他之前没有感冒，也没经过发汗的误治，但毕竟上了年纪，各种功能配合难免失当，是气机不通导致的肌肉挛急，正是芍药"破"力的用武之地。

气机不畅 ➡ 是能量不能均衡分布，症结就在于肝气郁滞

中医的"气"，类似于身体的功能及功能产生的能量，而"气机"就是"气"的巡行过程，也就是身体功能实施的过程。"气机"不畅时，"通道"被堵，功能不能正常发挥，能量不能正常产生和运送，在有些人那里就表现为明明身上很冷，但脸是热的，或者虽然不怕冷，但手脚冰凉，生气激动后尤其明显。

这些都不是真的能量不足，不是阳气虚，而是能量不能均衡分布，阳气无法送到手脚，症结就在于肝气郁滞导致的气机不通。治疗这种问题，

中医会用四逆散，它由柴胡、枳实、芍药、甘草组成，其中也包含了芍药甘草汤，就是通过芍药之"破"力，协助柴胡疏肝解郁，使气机通畅、能量均匀分布。

由这个原理推演开来，健肝乐适合治疗或者辅助治疗以腿脚挛急、抽筋为主症的疾病：小腿抽筋的腓肠肌痉挛、下肢静脉血栓、坐骨神经痛、糖尿病足等，以及腹痛胃痛为主的胃及十二指肠溃疡、痛经、胆石症、泌尿系结石、溃疡性结肠炎及小儿表现为腹痛的"生长痛"，甚至过敏或者感冒后的咳嗽。

因为这些病状都与肌肉的状态有关。听使唤、受意识支配的是骨骼肌，比如四肢的肌肉；不听使唤、不受意识支配的是平滑肌，比如胃肠道和气管。不管哪种肌肉，都可能因为气机紊乱、功能失调而挛急，都适合借芍药甘草汤使"其脚即伸"之理治疗。

芍药可破郁滞之气，用健肝乐可治便秘

健肝乐还有一个适应证，大家可能更想不到，这就是便秘。很多名中医有用芍药治便秘的经验，这种便秘就算大便不是特别干燥，往往也是像羊粪一样，一粒一粒的，对这种便秘，芍药在临床上可以用到 30 克以上，因为这种便秘是"气秘"，用芍药是为了破郁滞之气。

中医将便秘分为"热秘"——上火导致的便秘，适合用黄连上清丸之类的去火药通便；"冷秘"——因为阳气太虚而无力排便，适合用温阳通便的半硫丸。

还有就是"气秘"，这种现在最多见，气秘的人没少吃蔬菜、粗粮，也没少喝水，但仍旧便秘。真排出来会发现，大便并不干，甚至是不成形的，

这是因为肠道蠕动失调，蠕动不连贯，蠕动一下排一点，所以才会像羊粪蛋或者像栗子一样。

"气秘"之所以多见，是因为现在的人久坐不动、忧思过度，二者协同会加重气机不通。他们又会因便秘而心理负担特别重，为每天的排便感到有压力，而越担心便秘越容易便秘。

胃肠是人体的"第二大脑"，胃肠对情绪的敏感度非常高，压力大不仅影响食欲，而且直接影响肠道蠕动，甚至影响排便。这时候用健肝乐，通过破气，使肠道蠕动顺畅，能轻松排出大便。

4 "百爪挠心"的焦虑、失眠是"卷"出来的

——坤泰胶囊不是更年期专用

坤泰胶囊

药物组成 熟地黄、黄连、白芍、黄芩、阿胶、茯苓

功 能 滋阴清热、安神除烦

主 治 绝经期前后诸证阴虚火旺者，症见潮热面红、自汗盗汗、心烦不宁、失眠多梦、头晕耳鸣、腰膝酸软、手足心热；妇女卵巢功能衰退更年期综合征见上述表现者

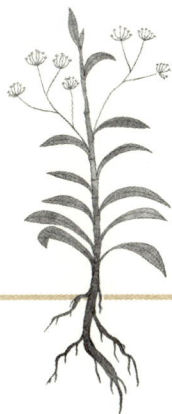

　　坤泰胶囊原方是《伤寒论》的名方黄连阿胶汤，少了原方中的鸡子黄，增加了一味茯苓，但方子的主治没有变——善于改善阴虚导致的心烦焦虑、失眠及皮肤问题。但如果只把这个药当作更年期专用药，就把这个名方用窄了。

坤泰胶囊适合"百爪挠心"的烦躁失眠

黄连阿胶汤的原文是:"少阴病,得之二三日以上,心中烦,不得卧,黄连阿胶汤主之。"

什么是少阴病?少阴病就是疾病进展到了少阴经脉,一个是手少阴心经,一个是足少阴肾经。这两条经络分属心与肾,少阴病自然就与中医的心、肾两个脏腑有关。

心火虚旺、心火太盛都是失眠的原因,需要清泻过亢的心火

正常情况下,心火在上,肾水在下,心火要下交于肾,肾水要上奉于心,心火肾水互相交济才是正常的。水代表抑制,火意味着兴奋,水火交济时,兴奋和抑制可以正常交替转换,该睡的时候能安睡,该醒的时候能清醒。

什么时候会水火不交呢?一种是水太少了,就像《伤寒论》中说的"少阴病,得之二三日……",病及少阴时,往往是疾病后期,经历了疾病的消耗。比如高热之后,阴伤了,而且伤到了肾阴、肾水,没有足够的水可以上济心火,心火就得以虚旺。

这次新冠疫情之后，很多人的后遗症是失眠，很大可能就是新冠病毒感染导致的高热伤及了肾阴。还有一种是水虽然不太少，但心火太盛了，这就是现在高发的焦虑、失眠问题，是生活重压之下，"卷"出来的。

焦虑是对未来的不掌控，抑郁是对过往的难忘怀。欲望越大，压力就越大，人就会焦虑。因为欲望是你掌控不了的，这时候肾水收纳不住亢奋的心火，白天会非常烦躁，坐立不安，晚上会百爪挠心，辗转反侧。黄连阿胶汤中的黄连，就是清泻过亢的心火的。这是因为黄连是苦的，中医讲"苦入心"，吃苦可以降心火，而心火就是过亢的欲望。

小孩子有吃手指的习惯，家长为了纠正这个习惯，会给孩子的手指上涂苦瓜汁，孩子吃过几次苦，吃手的习惯就改了。这是因为苦味打压了他的欲望，给他败了兴，这个"兴"就是欲望。中医的"苦入心"就是这个道理。心火亢的表现，不只是心烦焦虑这些心理表现，还会有心悸、心慌的身体表现，这些都可以用清心火的黄连去适度"打压"。

中医用黄连"打压"心火的同时，也要用肾水去接纳

中医治病向来要听身体的话，要顺应身体，不会像西医用安眠药，纯粹靠按住兴奋性神经使人入睡。因此，就算黄连有"打压"心火的作用，但被"打压"的心火要用肾水去接纳，最终是为了让心火有归宿，毕竟"心肾相交""水火既济"才是目的。原方中的阿胶、白芍，以及坤泰胶囊中增加的熟地黄，就是为了使肾水充裕，足以包容雀跃的心神。

适合用坤泰胶囊的失眠，一定是伴有焦虑的。人因为睡不着而着急，躺都躺不稳当，整夜无眠，严重的甚至想半夜跑出去，且舌头多是偏红的。这种情况会出现在发热多日之后，或者罹患消耗性疾病比如甲亢、糖尿病、高血压的过程中，或者虽然没有类似疾病，但突发情况出现时，情绪紧张，心里有事放不下而睡不着，心事就是焦虑的起因，毕竟方子中有黄连、黄芩清泻上焦之火，焦虑、心烦让它们有了用武之地。

坤泰胶囊的说明书上写的之所以是"绝经期前后诸证"，是因为到了更年期，女性一般已经经历了经、孕、胎、产这些耗血伤阴的环节，比在其他年龄段更容易肾阴虚，肾水不足。

鸡蛋茶是助眠的"药引子"

坤泰胶囊虽然出自黄连阿胶汤，但少了一味鸡子黄。《伤寒论》中关于黄连阿胶汤的原文是："黄连四两，黄芩二两，芍药二两，鸡子黄二枚，阿胶三两。……右五味，以水六升，先煮三物，取二升，去滓，内胶烊尽，小冷，内鸡子黄，搅令相得，温服七合，日三服。"意思是，要用熬好的汤药冲两个鸡蛋黄，因为鸡蛋黄是补阴的，可以助力补阴的阿胶收纳心神，这个做法，早在民间就用到了：把生鸡蛋打散，加点冰糖或者砂糖，用开水冲熟之后喝，用这个"鸡蛋茶"可以很好地去火。

鸡蛋竟也可以补阴

我小时候有一次感冒发热了两个多星期，虽然后来不发热了，但是咳嗽依然严重，夜里咳到不能入睡。我姥姥就给我做了这个白糖冲鸡蛋，我忍着鸡蛋的腥气喝下去，那一夜居然没咳！

曾有个咨询者，吃阿胶上火，但是又因为血虚必须吃阿胶，她就把阿胶融在鸡蛋茶里，从那之后再没上火。《本草纲目》言："鸡子黄，气味俱厚，阴中之阴，故能补形。昔人谓其与阿胶同功，正此意也。"《温病条辨》

言："鸡子黄镇定中焦，通彻上下，合阿胶能预息内风之震动也。"

焦虑、失眠的人，在吃坤泰胶囊时，可以冲一杯鸡蛋茶，用它送服药物，这样更能充分还原黄连阿胶汤的原意，助眠的效果也会更好。

其实，生活中我们经常用鸡蛋补阴，只是没有察觉，比如初春时讲究吃韭菜炒鸡蛋，韭菜是补阳的，又叫起阳草。这个阳就是身体的生机，初春的头茬韭菜，生发之性最强，最适合用来助力刚从冬眠中复苏的身体的阳气，而鸡蛋是养阴的，和韭菜相配，正好是一个阴阳双补的家常菜。

皮肤红、热、痒，也是心火亢盛

导致焦虑的原因，除了生活压力，欲望驱使，还有身体问题，最常见的就是皮肤瘙痒。

各种皮肤的瘙痒、疼痛、疮疡等，都和心有关

之前有个朋友半夜给我打来电话，说她父亲八十岁了，那天傍晚突然不停地抓挠皮肤，她想要个治老年瘙痒的方子。我一听就觉得这绝对不是皮肤问题这么简单。老年瘙痒是慢性病，不会突然加剧，他的不停抓挠很可能是脑血管意外导致的焦虑，焦虑加重瘙痒，瘙痒又增加焦虑。结果，当老人被送医时，被确诊为脑出血，治疗后老人的情绪平静了，瘙痒也减轻了。

这个例子向我们提示了瘙痒和焦虑的关系，而这个关系早在《黄帝内经·素问》中已经明示："诸痛痒疮，皆属于心。"意思是，各种皮肤的瘙痒、疼痛、疮疡等，都和心有关。这个"心"指的是心神，焦虑就是心神所主的。

其实，大家的生活经验可以验证这个理论：越痒越烦，越烦越痒。因此，中医止痒一定要用入心经的药，黄连往往是首选，用黄连清心火而减轻焦虑。而皮肤科的现代研究发现，一些慢性病、难治性的皮肤病，与皮

肤下的"炎症因子"升高有关，黄连能降低这种"炎症因子"，就此打断瘙痒和焦虑的恶性循环，让情绪平静，减少抓挠，皮肤也借此在损伤上形成保护膜。

"黄连阿胶汤人"体质人群的特征

由此推演到坤泰胶囊适合治疗的皮损问题，要以发红、干燥为特征，湿疹、红斑、皲裂都可以，只要是发红而干燥的。南京中医药大学的黄煌教授总结过"黄连阿胶汤人"这种体质，是一种以心烦失眠、黏膜皮肤充血干燥、脉数为表现特征的阴虚内热性体质，多见于瘦弱的中青年女性，他用四个字来描述该适用人群的特征：

"红"——唇红、舌红或溃疡、皮肤红、易出血、血色鲜红或深红；

"干"——皮肤干、毛发干、月经量少；

"烦"——心烦、失眠、焦虑、抑郁、头昏燥热感；

"数"——心跳快、脉数。

其中舌象是特异性的：舌红少苔或舌质鲜红呈草莓样，或伴有糜烂、破溃、裂纹，或舌面干而少津。同时，唇色也很直观，是深红或暗红，像涂了口红一样，红而且干燥脱皮，疼痛裂口的。

如果有这样的唇舌之相，意味着内热重，就更适合配鸡蛋茶送服坤泰胶囊了。而且，这个鸡蛋茶，不要用滚烫的开水冲，而是要严格遵循《伤寒论》原文中的"小冷，内鸡子黄"，稍微放凉后再冲鸡蛋。

这么做的目的是不让鸡蛋熟透，因为熟透的鸡蛋养阴之力会减轻，对虚热明显的病状就少了价值。同样的，如果热象重，想用鸡蛋茶清热，70到80摄氏度即可，水温越低，鸡蛋茶的清热力量越大。

5 这个妇科常用药，出自清代书画家之手

——除湿白带丸能让女人干净利索

除湿白带丸

药物组成　党参，炒白术，山药，白芍，芡实，车前子（炒），当归，苍术，陈皮，白果仁，荆芥炭，柴胡，黄柏炭，茜草，海螵蛸，煅牡蛎

功　能　健脾益气，除湿止带

主　治　脾虚湿盛所致带下量多、色白质稀、纳少、腹胀、便溏

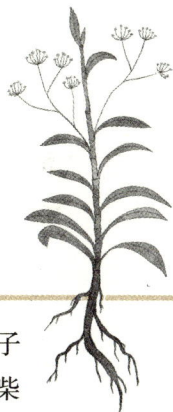

除湿白带丸是以名方完带汤与易黄汤为基础的，这两个方子出自明末清初的著名书画家傅山之手。"秀才学医，笼里捉鸡"，中国文人中懂医的不少，除了傅山，还有苏东坡。

苏东坡与沈括合著了中医方书《苏沈良方》。傅山又名傅青主，他的《傅青主女科》《傅青主男科》是中医的传世之作，傅青主在当年也有"医圣"之名。

除湿白带丸充分体现了"诸湿肿满，皆属于脾"的理论，组方用药则是践行"湿淫于内，治以苦热，佐以酸淡，以苦燥之，以淡泄之"的主旨。

一旦衰老或者体质变虚，身体的保水能力就会下降

2024 年夏天最热的时候，我接到了一个咨询，是个女性，三十七岁，她说自己有点"小便失禁"，因为内裤总是湿的。

三十七岁的年龄，又没有什么诱因，不应该突然小便失禁的。我嘱咐她自己再观察观察。第二天她告诉我，不是小便失禁，是白带，因为白带多而且清稀，她才误以为是小便。

像小便一样多的白带还是把她吓坏了，担心有什么严重的妇科病，我建议她先吃几天除湿白带丸，如果还不见好转再去医院检查。因为以我的判断，仅仅是白带多，没有出血，也没有腐败气味，应该是功能性的，就算去西医处检查，也未必能查出问题。果不其然，第四天她就兴奋地告诉我："这个药太管用了，吃了三天白带就基本减少到正常了！"

这个药之所以如此对症，是因为 2024 年夏天太潮湿了，连续下雨，而这个人一直是脾虚的，舌头总是淡嫩有齿痕，这样的脾气应对潮湿的夏天很可能力不从心。只不过每个人的脾虚湿重表现不同，有的是胃口不好，身体沉重，而她表现在妇科方面，白带多而清稀就是湿重的表现。

从进化层面上说，人类是从水生进化成陆生的，离开水之后，人体里的水变得对健康来说尤为重要，人类为此进化出了保水能力。从皮肤到各个孔窍，都要"严防死守"，才能使水留在体内。

　　人一旦衰老或者体质变虚，身体的保水能力就会下降。老年人很容易鼻涕、口水多，显得很邋遢；消化不好的人，即便才三四十岁，也会唾液多，睡觉时流口水。白带清稀量多与这些是同一个道理，都是因为虚，而保水功能下降。

脾虚、肾虚叠加在一起，对水这个生命源泉的调控就会出问题

　　《黄帝内经·素问》中讲"诸湿肿满皆属于脾"，脾是负责水液运化的，脾虚严重会及肾，会导致肾虚，而"肾主水"，脾这个"后天之本"和肾这个"先天之本"的虚叠加在一起，对水这个生命源泉的调控就会出问题。

　　中医辨证一个人的疾病是属于寒还是属于热，该清还是该补，体液的清稀和浓稠是标准之一：痰、鼻涕、小便、汗液、女性的白带，质地清稀而多的，一定就是虚了，所以就算是咳嗽，只要是白痰很多，也绝对不能清肺，而是要用温热的药物甚至补药去温肺。

　　白带是女性的正常分泌物，与唾液、痰一样，都是脾所主的，白带清稀量多，与痰液、唾液的清稀量多一样，都是脾的运化能力不足，身体不会用水了，傅山的完带汤针对的就是这种情况，所以用到了健脾的白术、山药、人参，同时还有苦味而且温性的苍术、陈皮，这就是《黄帝内经·素问》中说的"以苦燥之"。

　　利湿的车前子性味是甘淡的，所谓"以淡泄之"，黑芥穗是温性的，取其收敛作用。之所以用柴胡、白芍，是因为女性的脾虚很多是肝木所克导致的，而柴胡、白芍疏肝柔肝，去除克伐脾气的原因。

　　除湿白带丸除了用到了完带汤，还配合易黄汤。完带汤是为了扶正，易黄汤则兼顾驱邪，这就是易黄汤中的黄柏的功效。

　　从中医的角度讲，病久难免化热，白带会出现黄色甚至赤色，这就是化热的表现。黄柏是清热化湿的。从西医角度讲，过量的白带很容易成为细菌的"培养基"，长时间白带过多，就会伴随炎症，西医会为此用消炎药，黄柏就相当于中医的消炎药，与白术、山药等一起，扶正的同时祛邪。

　　这种带下病的起因毕竟是脾虚，只有主打健脾才能做到不仅根治白带量多，而且预防其他部位"漏水"。因此，除湿白带丸的主治中还有"便溏"这一项，这是脾虚体质的表现。如果便溏能够改变，白带量多到像小便一样的情形也多能避免，因为脾肾已经不虚了。从进化角度讲，如果一个人身体干净利索不"漏水"，说明他们已经远离衰老了。